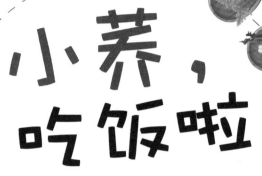

小养，吃饭啦

营养师妈妈育儿手记

王佳蕾　姜　涛　著

小养的妈妈
是中国福利会托儿所的高级营养师，
看她如何出招，化解宝宝吃饭的
一道道难题……

中国中福会出版社

图书在版编目（ＣＩＰ）数据

小荞，吃饭啦：营养师妈妈育儿手记 / 王佳蕾，姜涛著. -- 上海 ： 中国中福会出版社，2015.7
　ISBN 978-7-5072-2079-7

　Ⅰ．①小… Ⅱ．①王… ②姜… Ⅲ．①婴幼儿－营养卫生－基本知识 Ⅳ．①R153.2

　中国版本图书馆CIP数据核字(2015)第127467号

- -

小荞，吃饭啦
营养师妈妈育儿手记

王佳蕾　姜涛　著

责任编辑　凌春蓉
封面设计　钦吟之
装帧设计　福莱达艺术机构（上海）
技术编辑　陈浩
出版发行　中国中福会出版社
社　　址　上海市常熟路157号
邮政编码　200031
电　　话　021-64373790
传　　真　021-64373790

- -

经销　全国新华书店
印制　上海昌鑫龙印务有限公司
开本　787mm×1092mm 1/16
印张　11.5
字数　120千字
版次　2015年10月第一版
印次　2015年10月第一次印刷
ISBN　978-7-5072-2079-7/ R.4
定价　38.00元

总　序

　　宋庆龄（1893—1981），原国家名誉主席，伟大的爱国主义、民主主义、国际主义和共产主义战士，终其一生关心中国妇女儿童的卫生保健和文化教育福利事业，做出了不可磨灭的贡献。宋庆龄热爱、重视儿童，把儿童奉为"人类的至宝"，强调"儿童是我们的未来，我们的希望，是我们国家最宝贵的财富"。她说自己的"一生与少年儿童联系在一起"，也确实是这么做的。她在不同历史阶段，采取多种手段促进中国儿童保育教育工作发展。她认为儿童教育是缔造未来的事业，此项工作刻不容缓，提倡用科学的方法促进儿童综合素质全面发展，发挥儿童文化的育人功能，并充分整合家庭、学校、社会多方力量。这些思想穿越时代，熠熠生辉，至今仍有很强的现实意义。

　　宋庆龄亲自创办的中国福利会对幼儿教育思想实践与研究已有 70 多年的不懈探索。中国福利会幼教事业得益于她的思想指引，始终秉承"愿小树苗健康成长"的期许，坚持"把最宝贵的东西给予儿童"，形成了富有特色、比较完整的教育理念、课程体系、保教规范，为社会做出了自己独特的贡献。现在，我们深入研究、精心梳理几代人的实践经验，着眼当代儿童的需求，把握时代脉络，提炼规律和真谛，并努力使之条理化、文本化、体系化，让宋庆龄的幼教事业更好地发挥示范辐射作用。这套丛书有宋庆龄亲自带领幼教团队创造的历史经验，更有宋庆龄事业的当代追随者——学前教育骨干教师团队——以她的思想和实践为指引创造的新鲜成果。

　　本套丛书兼顾学术探讨与实践操作，为广大教师、家长提供有益、有效的借鉴和帮助，希望能够得到广大读者的关心和喜爱，能够让更多的孩子受益，当然，我们也深知面对成千上万读者的智慧，我们的时间和水平是有限的，诚恳地希望大家提出宝贵意见，帮助我们把丛书编好。

宋庆龄幼儿教育思想与实践丛书编委会

2015 年 8 月 10 日

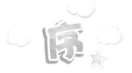

序

　　做营养师妈妈的孩子是最幸福的，因为"近水楼台先得月"，宝宝可以在家享受营养美食；但同时也可能会受些"罪"，比如在食物的选择上会有些按部就班，口味会比较清淡，喝水以白开水为主，等等。

　　这本书讲述了作为营养师的妈妈在养育孩子的岁月中遇到的困惑，如辅食如何添加、生病了如何应对、补钙的小窍门、进餐习惯的培养，这些实战育儿经验的分享，这些宝宝生长路上一点一滴的记录，相信对于妈妈们或准妈妈们都是非常有益的。

　　这本书还特别详细地介绍了适合婴幼儿各期的辅食制作，文字结合图片来描述整个辅食的制作过程，包括原料的选择、烹饪的方法，读者阅后就能操作，简便易懂。

　　这是一本融合了美味与营养的私房育儿食谱，内容丰富多彩，既有科学性，又有实用性，体现了营养师妈妈用心的创意与满满的爱。

上海交通大学医学院营养系教授

蔡美琴

目 录

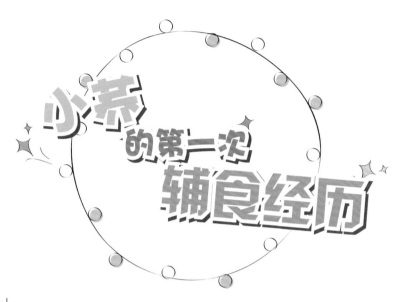

小荞四个月，可以加辅食了。这对我和小荞来说是一项新的"挑战"。虽然在理论上，我已经无数次提醒过其他家长"要从单一食品逐步过渡到复合食品，而食物性状要从流质逐步过渡到半流质及固体"，可是轮到自己操作的时候，总是有点不放心。

不放心归不放心，小荞的辅食添加还是开始了—— 从最简单也是最需要的鸡蛋蛋黄开始。怕她不适应，我就将蛋黄碾碎，加到配方奶里面给她吃。但是，我发现效果适得其反，蛋黄不仅不易溶解在配方奶里面，反而会让小荞在吸奶时呛到。而且有时候，没有完全溶解的蛋黄会堵住奶嘴，让小荞吸不到奶。真是好心办坏事啊！

好吧，改变策略，还是按常规方式做。我在碾碎的蛋黄中加入适量的水，调成稀糊状，用小勺子一口一口喂给小荞吃。起初由于条件反射，小荞总是把蛋黄往外吐。在尝试了几次之后，她开始有了吞和咽的意识，慢慢地将这些蛋

出生 ▶ 4个月 ◀ 36个月

1

黄糊咽了下去。小荞好棒！

　　提醒一下各位爸爸妈妈哦！鸡蛋蛋黄不能一下子添加过多，要从 1/4 个慢慢增加至半个，随后再慢慢增加至一整个。也许你会觉得要分出 1/4 个鸡蛋蛋黄有点麻烦，那么可以先给宝宝吃鹌鹑蛋黄或是鸽子蛋黄，它们的大小和 1/4 个鸡蛋蛋黄相差不多。

　　在小荞第一次吃完鸡蛋蛋黄后，我开始观察她的身上、脸上有没有小疙瘩或者皮疹，精神上有没有什么明显变化，是否有哭闹或者其他不适反应。小荞真让我省心，没有任何不适的反应。一周后，我就"奖励"了她半个蛋黄。当小荞可以吃整个蛋黄时，我尝试在她的蛋黄糊中加入适量的鲜榨橙汁，因为橙汁中的维生素 C 有助于蛋黄中铁的吸收利用。

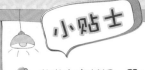

小贴士

　　常常有家长问，婴儿是否可以去游泳。作为锻炼身体的有效手段，游泳有很多好处，不过值得注意的是，宝宝体重超过 8 千克的话就不适合用游泳颈圈了，此时颈圈不但无法负担过重的体重，而且可能对宝宝的脊椎造成严重的伤害。

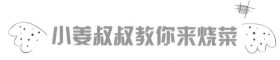

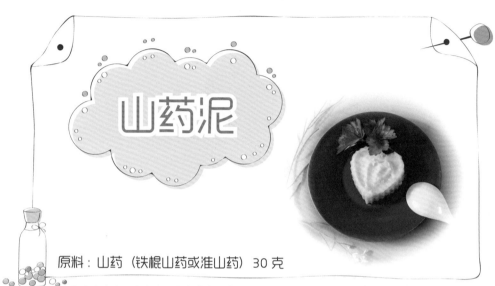

山药泥

原料：山药（铁棍山药或淮山药）30 克

营养以及特点

山药有很好的健脾胃助消化作用，作为最早添加的辅食对宝宝脾胃的调和有很好的帮助。

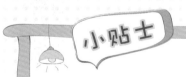

小贴士

对刚添加辅食的宝宝，不建议用粉碎机制作泥状食物，因为那样会将食物中的一些不易粉碎的纤维连同细腻的泥状食物混在一起，影响宝宝食用时的口感，用网筛可以过滤掉这些纤维，在宝宝适应一段时间后，可以使用粉碎机制作。

原料

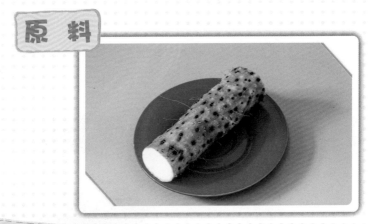

制作过程

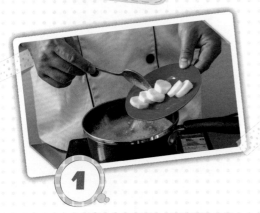

1 山药去皮洗净，切成段或片，入水锅中煮至酥烂；

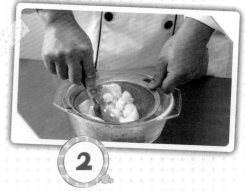

2 将煮烂的山药放在网筛中，用勺子碾压，过滤出细腻的山药泥。

小姜叔叔教你来烧菜

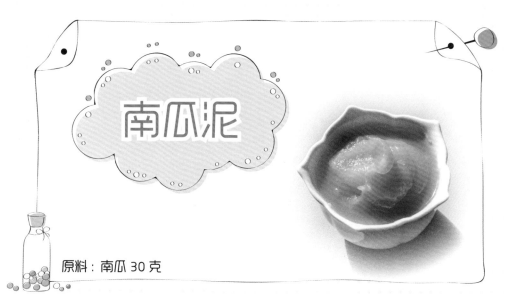

南瓜泥

原料：南瓜 30 克

营养以及特点

南瓜富含碳水化合物，能量充足，是不错的辅食添加选择。

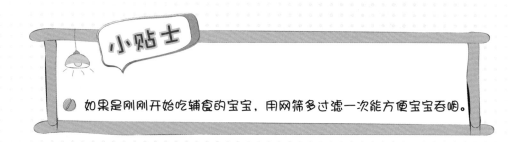

小贴士

如果是刚刚开始吃辅食的宝宝，用网筛多过滤一次能方便宝宝吞咽。

原料

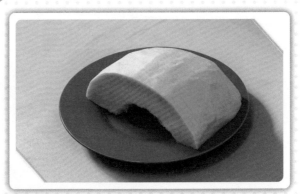

制作过程

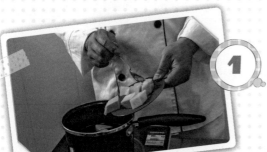

1 南瓜去皮洗净，切成段或片，入水锅中煮至酥烂；

2 将煮烂的南瓜放在网筛中，用勺子碾压，过滤出细腻的南瓜泥。

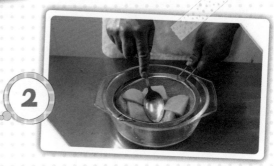

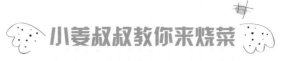

小姜叔叔教你来烧菜

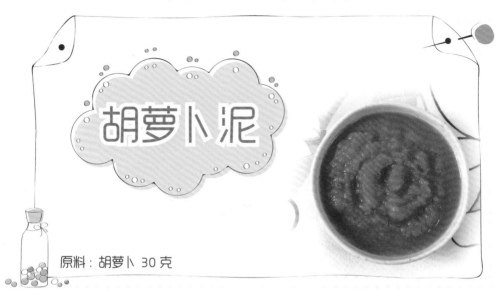

胡萝卜泥

原料：胡萝卜 30 克

营养以及特点

　　胡萝卜富含碳水化合物，能量充足，是不错的辅食添加选择。

　　富含维生素 A，对宝宝上皮细胞黏膜有很好的保护作用，同时也有很好的健脾胃作用。

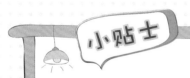

小贴士

　　🥄 胡萝卜要放几滴食用油一同煮来促进维生素 A 的吸收。

7

原料

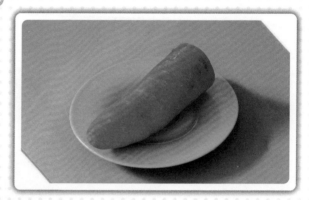

制作过程

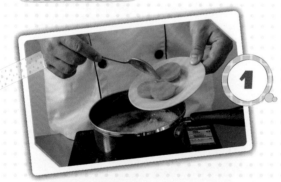

1 胡萝卜去皮洗净，切成段或片，入水锅中煮至酥烂；

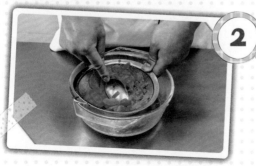

2 将煮烂的胡萝卜放在网筛中，用勺子碾压，过滤出细腻的胡萝卜泥。

8

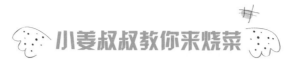

小姜叔叔教你来烧菜

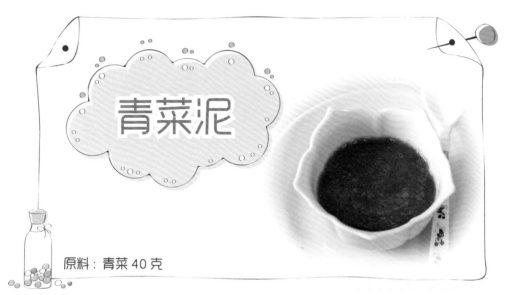

青菜泥

原料：青菜 40 克

营养以及特点

青菜泥含有丰富膳食纤维及维生素，对宝宝定时排便很有促进作用。

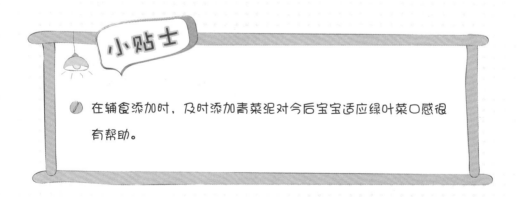

小贴士

🥢 在辅食添加时，及时添加青菜泥对今后宝宝适应绿叶菜口感很有帮助。

原料

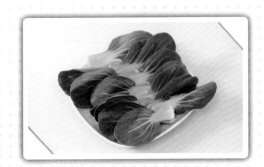

制作过程

1 将青菜漂洗干净；

2 入开水锅中煮烂；

3 在网筛中碾压过滤出青菜泥。

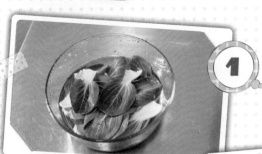

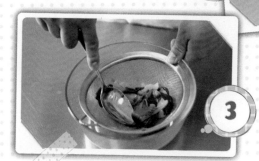

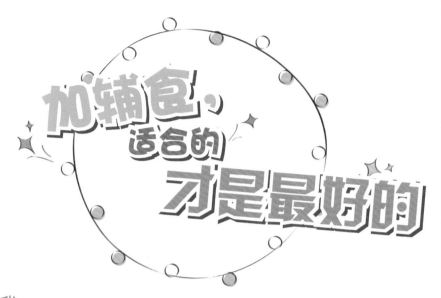

加辅食，
适合的
才是最好的

我给小荞加辅食，并不会照搬教科书，也从不人云亦云。我会仔细观察小荞的特点，根据她的实际情况来选择添加辅食的种类和顺序。我相信，适合自己宝宝的才是最好的。

不少儿保医生会在宝宝 4 个月随访的时候提醒家长可以给宝宝添加米粉了。有些祖辈也会给宝宝添加薄粥或者米汤。但我个人认为，过早添加碳水化合物，尤其对于比较胖的宝宝（比如我家小荞）来说，可能更容易导致肥胖，而且让刚刚学吞咽的宝宝吃质地较厚的粥会有点困难。所以，我在小荞满 6 个月时才给她添加粥和米粉，她很快就适应了。

有的家长急着给宝宝尝试新的食物，觉得宝宝能吃的辅食越多越好。其实这是个误区。在辅食添加的过程中不能操之过急，要等宝宝适应了一种辅食以后再添加另一种，而且不要提早添加一些不适合宝宝吞咽和消化能力的食物，否则不仅无法让他吸收到营养，还会增加发生意外的概率。有的宝宝 4 个月时

出生　　　6个月　　　　　　　　36个月

添加米汤了，但是宝宝有很严重的回奶现象，回奶时连米汤也一起吐了出来。米汤比较厚，害得宝宝被呛到，咳嗽不止。如果家长能耐心等待，等到宝宝回奶现象消失后再添加米汤，就不会发生这样的事情了。

很多妈妈会在超市购买罐装辅食来给宝宝吃，也比较注重品牌和质量，但是我喜欢自己动手给小荞制作辅食泥，比如有健脾胃效果的山药泥、对便秘有辅助疗效的山芋泥、能补充维生素的青菜泥、补充铁质和矿物质的肝泥，等等。原因很简单：首先，自己做辅食，质量和卫生都比较能保证；其次，自己做的辅食是最适合自己宝宝的，买来的辅食仅仅满足相应月龄段宝宝的共同需求；最后，也是最重要的一点，自己制作辅食是一种爱的传递，让宝宝从小就能感受到爸爸妈妈做饭的味道，感受到家的温暖。

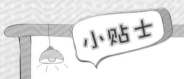

小贴士

添加辅食的用具很重要，建议爸爸妈妈最好使用婴儿专用的小勺给宝宝喂辅食，这样对于宝宝吞咽习惯的养成很有帮助。

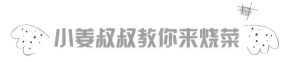

小姜叔叔教你来烧菜

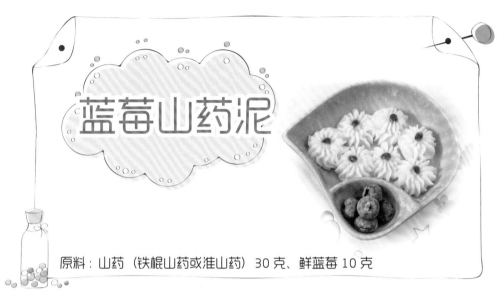

蓝莓山药泥

原料：山药（铁棍山药或淮山药）30 克、鲜蓝莓 10 克

营养以及特点

　　山药有很好的健脾胃作用，配以具有抗氧化作用的蓝莓，是一款很好的健脾、提高免疫力的辅食泥。

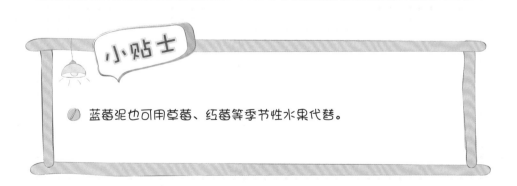

小贴士

　　蓝莓泥也可用草莓、红莓等季节性水果代替。

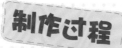

原料

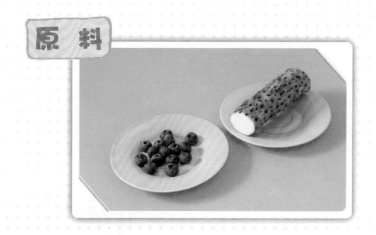

制作过程

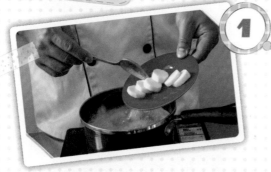

1 山药去皮洗净，切成段或片，入水锅中煮至酥烂；

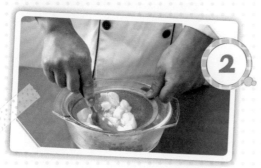

2 将煮烂的山药放在网筛中，用勺子碾压，过滤出细腻的山药泥，将蓝莓在网筛中碾压，把碾压出的汁液搅拌在山药泥中。

小姜叔叔教你来烧菜

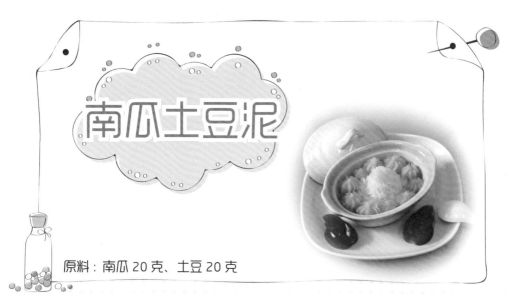

南瓜土豆泥

原料：南瓜 20 克、土豆 20 克

营养以及特点

　　南瓜、土豆都是碳水化合物丰富的蔬菜，且口感柔滑，很适合作为宝宝补充能量的辅食。

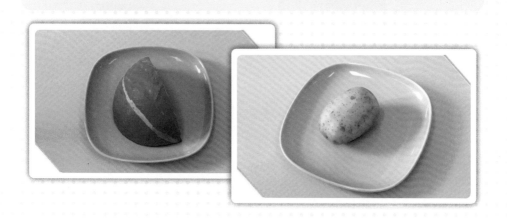

制作过程

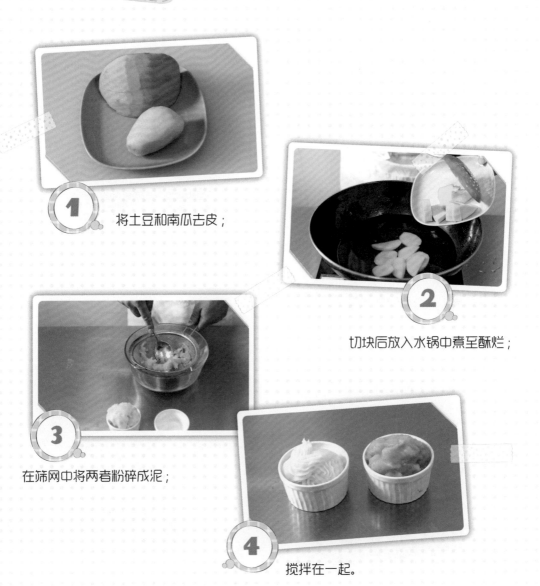

1 将土豆和南瓜去皮；

2 切块后放入水锅中煮至酥烂；

3 在筛网中将两者粉碎成泥；

4 搅拌在一起。

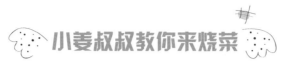

小姜叔叔教你来烧菜

苹果胡萝卜泥

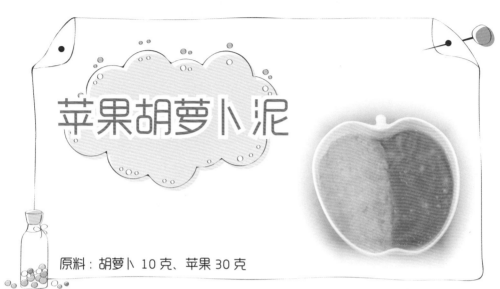

原料：胡萝卜 10 克、苹果 30 克

营养以及特点

　　胡萝卜有很好的健脾胃作用，煮熟的苹果有止泻的作用，对于脾胃不和的宝宝是一款不错的辅食选择。

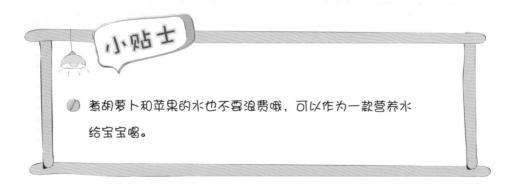

小贴士

🔘 煮胡萝卜和苹果的水也不要浪费哦，可以作为一款营养水给宝宝喝。

原料

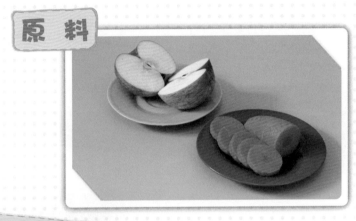

制作过程

1 将胡萝卜洗净去皮，切段或片，苹果洗净后带皮切片，一起放进水锅中煮至酥烂；

将煮好的胡萝卜和苹果放在网筛中，用勺子碾压成泥，混合在一起即可。 **2**

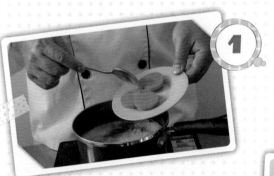

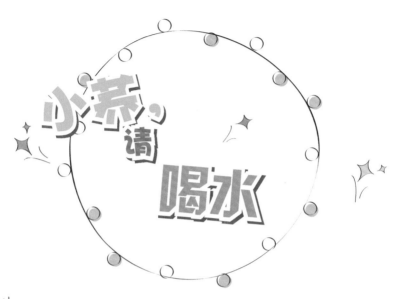

小荞，请喝水

　　她坚持每周游泳两三次，而且能不依靠任何帮助在儿童泳池里"遨游"；她的辅食添加得很不错，已经开始吃绞碎的肉类和蔬菜泥了；她对食物没有特别的偏好和过敏，给她吃什么就会很配合地吃什么，别人常常夸奖她吃东西比较"爽气"……她就是我8个月大的女儿小荞。她表现优异，让我骄傲。

　　可是，正当大家都觉得小荞是一个"好养"的宝宝时，我却发现了小荞的一个大问题——不爱喝白开水。

　　说来有些惭愧。作为营养师的我，平时在对婴幼儿家长的宣教中，一直反复提到要坚持给宝宝喝白开水。对于一些不爱喝水的宝宝，我也常常会向他们的家长提供实用的好建议。在2012年2月的《上海托幼（育儿生活）》杂志上，我曾撰文《宝贝请喝水》，把我工作中的经验方法告诉读者。没想到的是，这些"法宝"用在我的小荞身上都不管用，她像是铁了心似的每天一点儿白开水也不肯喝，偶尔"开恩"喝个20毫升~30毫升，已经算是很给我这个老妈面子了。

起初，我硬起心肠，无论她接受与否，只给她白开水，其他任何种类的"水"都不予供应。可是时间一长，就发现小荞的尿片明显湿得慢了，而且嘴唇变得很干很红，一看就是缺水导致的。

无奈之下，我用新鲜果汁兑水，让小荞从喝淡果汁开始学习喝白开水。小荞对果汁还是比较喜欢的，这样一来，她每天总能喝上 100 毫升左右的果汁水。一段时间后，我将勾兑的浓度降低，从原来的 1:2（1 份果汁兑 2 份水）变成 1:3。在小荞喝之前，我让她先喝几口白开水，当她拒绝的时候马上就给她喝果汁水，最后再让她喝几口白开水。另外，我发现要让小荞喝水，找准时机很重要，比如早晨她刚刚梳洗好的时候和午睡起床的时候，此时的她相对容易接受白开水。渐渐地，小荞每天喝的白开水总量增至 500 毫升~600 毫升了。

终于，经过我的努力，小荞慢慢习惯了喝白开水。我还给她添加了"营养水"，比如秋天时的梨水、预防感冒的荸荠水等。现在我可以更加骄傲地宣布：小荞真是个完美的宝宝！

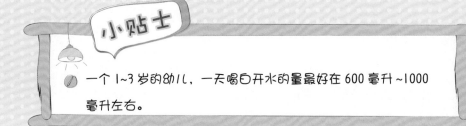

小贴士

一个 1~3 岁的幼儿，一天喝白开水的量最好在 600 毫升~1000 毫升左右。

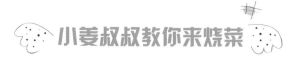

小姜叔叔教你来烧菜

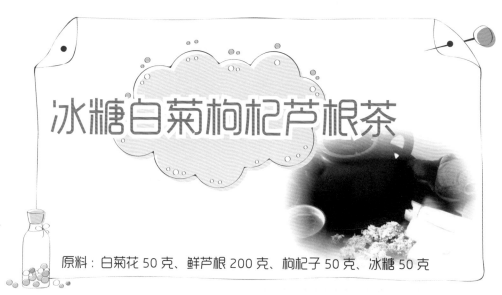

冰糖白菊枸杞芦根茶

原料：白菊花 50 克、鲜芦根 200 克、枸杞子 50 克、冰糖 50 克

营养以及特点

菊花明目解毒、枸杞子平肝明目、芦根清热润喉、祛痰生津，组合成婴幼儿春令理想的保健营养茶水。

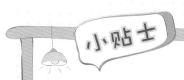

小贴士

在煮此水时，先将芦根煮一会后再放其他食材，口感更佳，营养作用更全面。

原 料

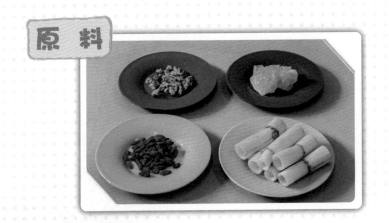

制作过程

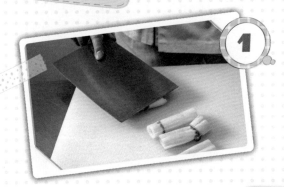

将芦根洗净、切断、拍碎，白菊花用纱布包扎备用；

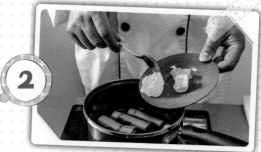

将芦根煮沸一会儿后，放入枸杞子和白菊花，一并煮至汤香汁浓，加入适量冰糖，溶解便可。

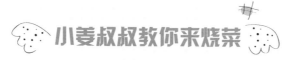

小姜叔叔教你来烧菜

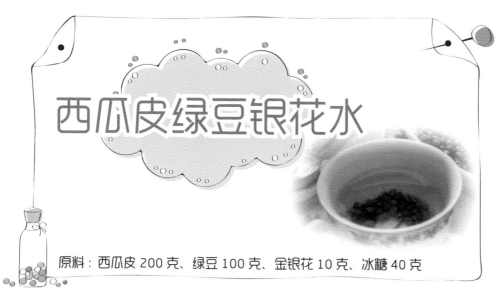

西瓜皮绿豆银花水

原料：西瓜皮 200 克、绿豆 100 克、金银花 10 克、冰糖 40 克

营养以及特点

绿豆、金银花清热解毒，西瓜皮消暑清咽，为幼儿夏季必备的保健营养汤水。

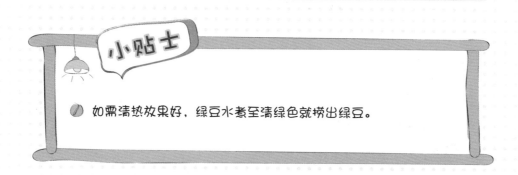

小贴士

如需清热效果好，绿豆水煮至清绿色就捞出绿豆。

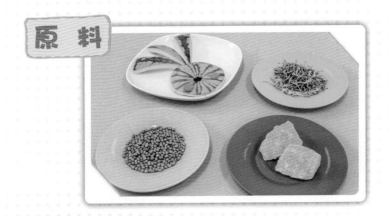

原料

制作过程

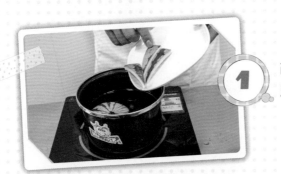

1 西瓜皮洗净切成片，绿豆用冷水浸泡，金银花用纱布袋扎紧；

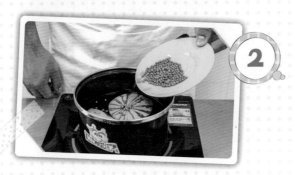

2 在开水锅中放入西瓜皮、绿豆、金银花袋，一并煮至汁浓豆烂，取出西瓜皮和金银花袋。放入冰糖即可。

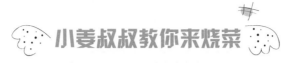

小姜叔叔教你来烧菜

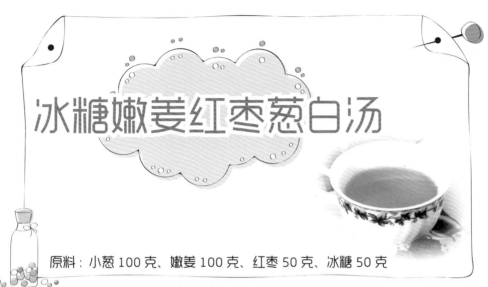

冰糖嫩姜红枣葱白汤

原料：小葱 100 克、嫩姜 100 克、红枣 50 克、冰糖 50 克

营养以及特点

　　葱白有杀菌、助消化之效，嫩姜有驱风散寒、发汗解毒作用，红枣营养丰富，含糖量在 60% 以上，矿物质和维生素充足，有提高人体免疫力之效，组合成婴幼儿冬令预防和治疗风寒感冒的佳饮。

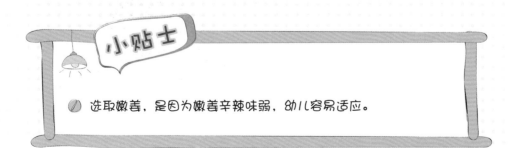

小贴士

　　🥄 选取嫩姜，是因为嫩姜辛辣味弱，幼儿容易适应。

原 料

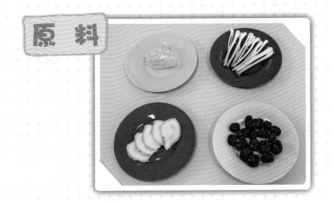

制作过程

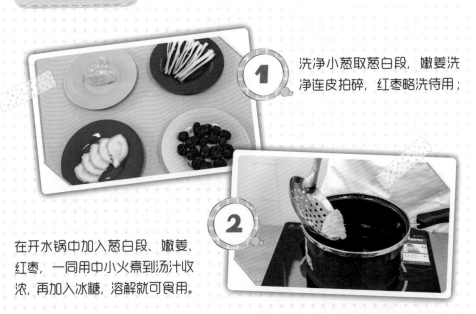

1. 洗净小葱取葱白段，嫩姜洗净连皮拍碎，红枣略洗待用；

2. 在开水锅中加入葱白段、嫩姜、红枣，一同用中小火煮到汤汁收浓，再加入冰糖，溶解就可食用。

小姜叔叔教你来烧菜

冰糖荸荠山楂水

原料：荸荠 100 克、山楂干 50 克、冰糖 25 克

营养以及特点

　　荸荠有很好的润肺抗病毒作用，配以山楂有消食解油腻的作用，是一款适宜春季饮用的营养水。

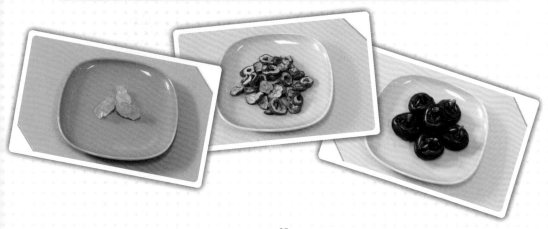

制作过程

荸荠拍碎备用；　①

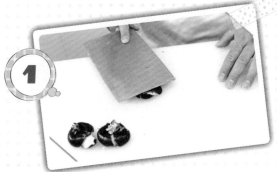

②

锅中加 500 毫升水，放入荸荠和
山楂干，烧开后改中小火慢炖；

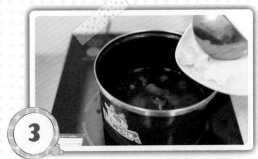

③

炖 35 分钟左右汤汁呈金红色时，
加入冰糖，等冰糖溶解即可。

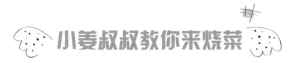

小姜叔叔教你来烧菜

冰糖白萝卜枸杞水

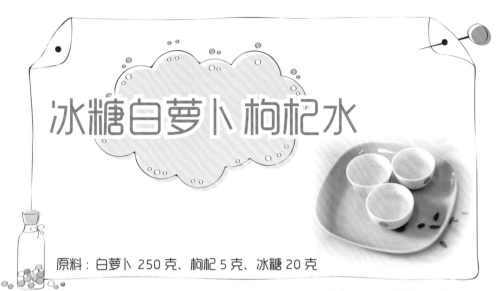

原料：白萝卜 250 克、枸杞 5 克、冰糖 20 克

营养以及特点

白萝卜有很好的理气化痰作用，配以枸杞的清肝明目，是一款适宜雾霾天饮用的营养水。

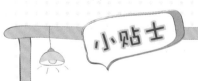

小贴士

在雾霾天，除了可以多吃萝卜，一些含胶质的蔬菜也可以帮助体内排毒，是不错的选择。

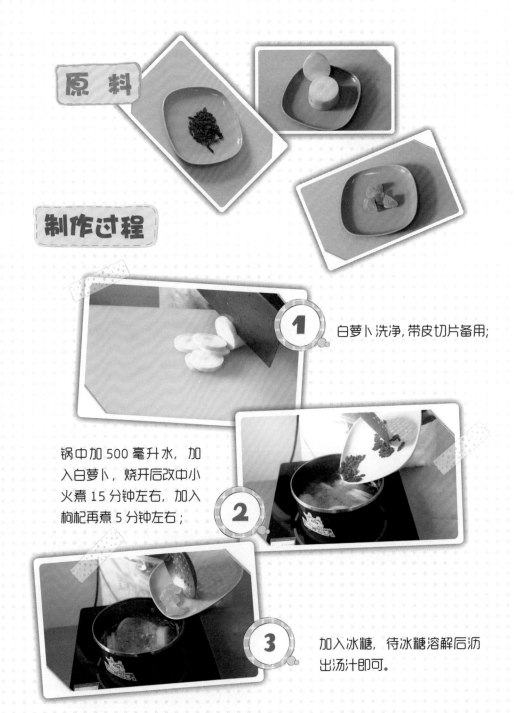

原　料

制作过程

1　白萝卜洗净，带皮切片备用；

锅中加 500 毫升水，加入白萝卜，烧开后改中小火煮 15 分钟左右，加入枸杞再煮 5 分钟左右；　2

3　加入冰糖，待冰糖溶解后沥出汤汁即可。

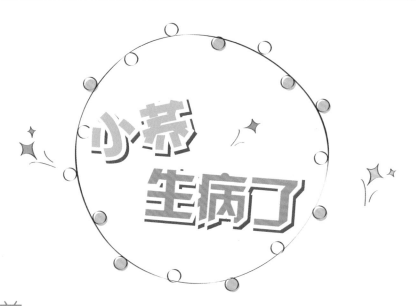

前不久，长辈们还表扬我家小荞身体不错，1岁以内都没有生过病，谁知刚表扬完，小荞就"倒下"了。早上起床后鼻塞、流鼻涕，到了下午开始发烧，晚上体温升到38.5℃，半夜里将近39℃。原本活泼的小荞有点蔫儿了，眼神也有点呆呆的。看情况不妙，我果断带小荞去了医院——需要验血确诊是病毒感染还是细菌感染，对症下药才放心。最后，医生确诊为病毒感染，给服抗病毒药物和退烧药。

回家后，对于第一次吃药，小荞很不配合。外公外婆抱住她，那药几乎都是我强行灌下去的。好不容易吃完药、喝完奶睡着了，过了一会儿，可能是鼻塞的关系，小荞突然大哭不止。我只得抱着她，哄她入睡。第二天早上，小荞还是不肯吃药，我便用事先准备好的喂药器把药灌进去（喂药器的功能原理类似针筒，推荐读者朋友可以在家里备一个，喂药时就比较方便了）。

麻烦接踵而至。小荞发烧后不肯吃饭、不愿喝水。更由于是我喂药的缘故，

出生　　　　　12个月　　　　　36个月

凡是我喂的饭她都拒绝吃，而且一看到调羹就很紧张，小嘴瘪着，做出一副马上要哭的样子。外公外婆担心极了，就怕小荞饿瘦了。其实，病中的宝宝首先要解决退烧问题，所以我让小荞多喝水，随后补充充足的能量。如果她不愿吃饭，就暂时用奶粉代替，同时给她吃一些富含维生素C的水果，提高免疫力。让我无奈的是，近些日子一直努力培养的饮水习惯一下子又没有了。为了让她多喝点水，我只好将鲜榨橙汁兑水给她喝，这样既补充了水分，又补充了维生素C。

一周后，小荞总算恢复了健康。虽然只是小感冒，但对我和小荞来说，都算是经历了一次不大不小的挑战。

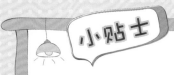

小贴士

💡 很多爸爸妈妈一看到宝宝生病就用抗生素，其实很多疾病都需要医院进行进一步检查后才能决定用药的。

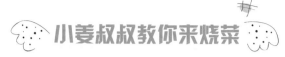

小姜叔叔教你来烧菜

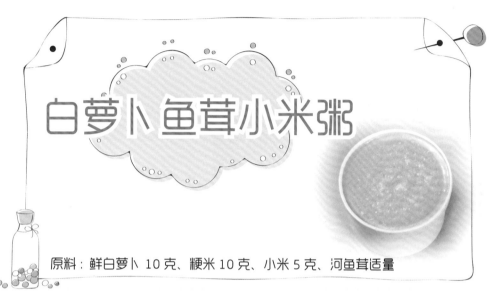

白萝卜鱼茸小米粥

原料：鲜白萝卜 10 克、粳米 10 克、小米 5 克、河鱼茸适量

营养以及特点

白萝卜消食顺气、利二便、止咳化痰、解毒，对感冒、胸闷气喘、慢性支气管炎有疗效。

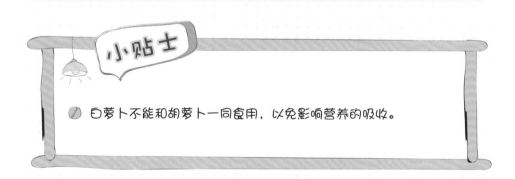

小贴士

◎ 白萝卜不能和胡萝卜一同食用，以免影响营养的吸收。

制作过程

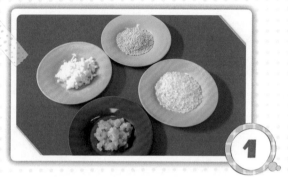

1

将白萝卜切小丁，河鱼茸备用；

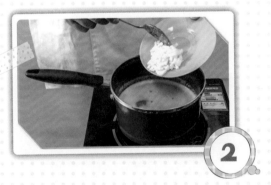

2

白萝卜丁与粳米、小米一并加水煮粥，粥快黏稠时加入鱼茸。

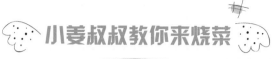

小姜叔叔教你来烧菜

香糯冰糖鲜梨羹

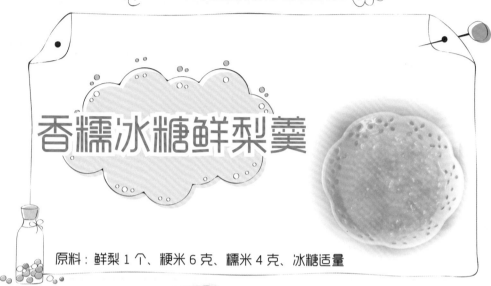

原料：鲜梨 1 个、粳米 6 克、糯米 4 克、冰糖适量

营养以及特点

滋阴，润肺，化痰。对风热感冒、慢性支气管炎等有特效。

小贴士

梨虽然有很好的润肺止咳的效果，低龄幼儿在摄入时仍需注意适量，多食也易导致体寒。

适合年龄：10 个月以上幼儿。

制作过程

梨切碎，待粳米与糯米一并煮粥至半熟时入锅、煮烂，加冰糖即成。

小姜叔叔教你来烧菜

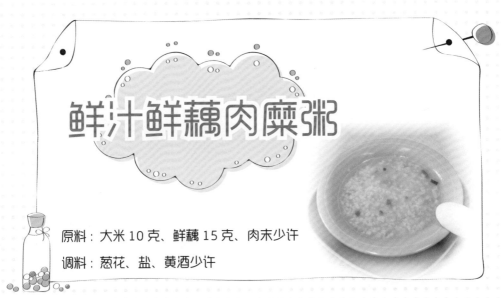

鲜汁鲜藕肉糜粥

原料：大米 10 克、鲜藕 15 克、肉末少许

调料：葱花、盐、黄酒少许

营养以及特点

莲藕有润肺调中的作用，对肺燥咳嗽等有特效。

小贴士

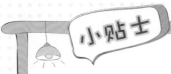 藕还可以打碎煮水给宝宝饮用，润肺效果也不错。

适合年龄：1 岁以上幼儿。

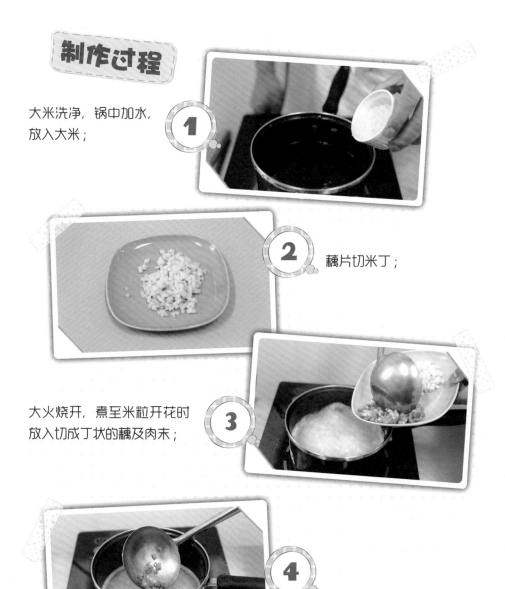

制作过程

大米洗净，锅中加水，
放入大米；

①

藕片切米丁；

②

大火烧开，煮至米粒开花时
放入切成丁状的藕及肉末；

③

④

一起熬煮成糊状，加入盐、
黄酒，撒上葱花即可。

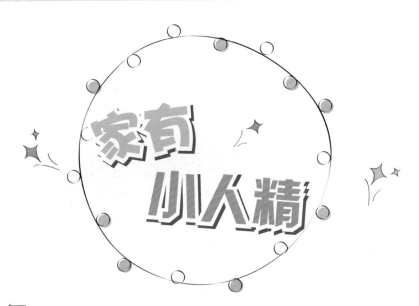

每天 3 顿奶、3 顿饭，外加 2 顿水果或点心，已经 13 个多月的小荞胃口"真心好"。不过，我也发现了她的一些细微变化。

以前，我喂什么她吃什么，现在她有自己的主观选择了，遇到喜欢的食物会用小手指着要求吃，而对于不喜欢的食物则会采取先礼后兵的"荞式回避法"—— 她不会马上拒绝，而是把小嘴张得很慢、减慢吞咽速度或者指向喜欢的食物，如果再次喂她，她就马上推开或摇头表示抗议。

家有这样一个小人精，身为老妈，怎能不鼓足勇气和她斗智斗勇？我将她喜欢的食物放在勺子的最上面一层，不喜欢的食物藏在下面一层，一起喂给她吃；或者先给她吃一口她喜欢的食物，然后再马上喂一口她不喜欢的食物，同时对她说："有营养的食物都要吃哦！"不知道是不是我的"碎碎念"起了作用，每每这样的斗争总是以我的胜利告终。

小人精的另一个变化是开始自己动手吃东西了。有时她会夺过我手中的小勺往自己嘴里送，只可惜对得不准，常常都送到鼻子或者脸上了。我就为她选了一个漂亮的卡通小碗，放入小饼干或者切成小片的水果，告诉她这是她的专属小碗，可以自己拿里面的食物吃。起初，小荞一次会拿很多饼干或水果，一股脑儿地送进嘴里，常常弄脏了衣服。我没有责备她，只是不动声色地观察她。几次不成功的尝试后，小人精开始"思考"。只见她一手拿一块饼干，轮流往嘴里送，这个吃法的效率显然高多了。

在一日三餐时，我也会为小荞准备一把比较短的小勺。当喂到最后几口时，我会让她尝试自己吃。虽然她现在还是会吃得脸上、衣服上都是，虽然外婆批评我太早让她自己吃了，但我还是坚持。因为宝宝有模仿的欲望，就要给她实践的机会。

当宝宝不喜欢吃某种食物时，别轻易采取放任的态度。有的爸爸妈妈也许还会觉得，连自己也不喜欢这种食物，何必要为难宝宝呢？其实，给宝宝尝试的食物种类越多，今后他对不同食物的适应性也就越强。毫不夸张地说，对其长大后的社会适应性也会有所帮助。试想若是出差到一个地方，需要适应的第一关就是饮食。如果对当地饮食的适应性很差，那么对其融入社会也会有一定阻碍的。

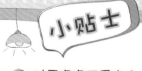

小贴士

对于宝宝不爱吃的食物，爸妈除了不勉强外，希望爸爸妈妈可以采取迂回的方式。比如把豆子煮烂、捣成泥，做成包子馅或者放在粥中给不爱吃豆子的宝宝吃，不知不觉中宝宝就会适应豆子的味道了。

小姜叔叔教你来烧菜

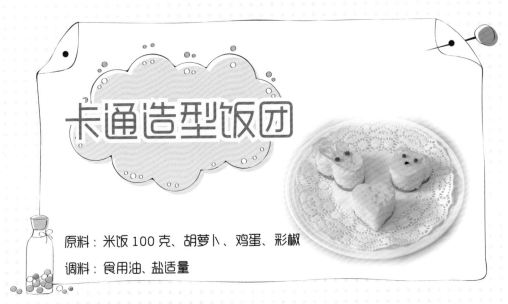

卡通造型饭团

原料：米饭 100 克、胡萝卜、鸡蛋、彩椒

调料：食用油、盐适量

营养以及特点

此款饭团富含能量，造型可爱，对于不爱吃饭的宝宝是不错的选择。

小贴士

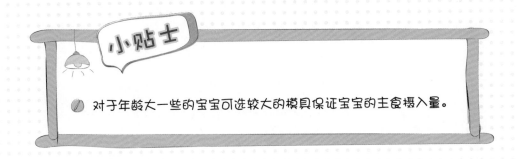

对于年龄大一些的宝宝可选较大的模具保证宝宝的主食摄入量。

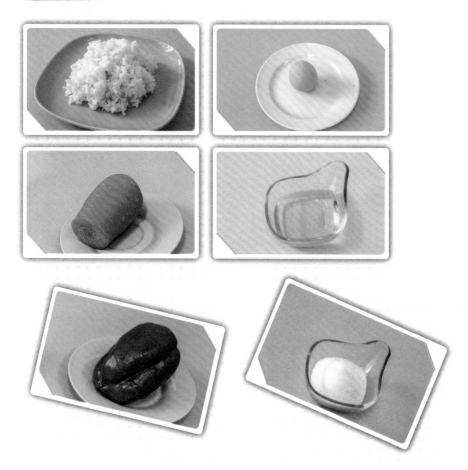

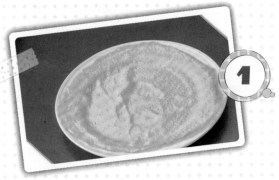

制作过程

1 鸡蛋在锅中做成鸡蛋皮、米饭拌入食用油和少许盐备用；

胡萝卜切成薄片，在开水锅中烫熟，将米饭按紧放在胡萝卜片上，用小兔模具压出造型；

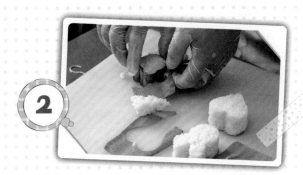

2

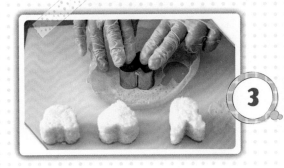

3 用同一个模具将蛋皮也压出小兔造型，放在饭团上，用小刀修出脸型，将彩椒修出眼睛、嘴巴的造型，烫熟后放在相应位置。

小姜叔叔教你来烧菜

菠萝咕咾肉圆饭

原料：肉酱 100 克、菠萝 50 克、西兰花 100 克、米饭适量、鸡蛋 1 个

调料：食用油、番茄沙司、糖、盐、淀粉，葱姜水各适量

营养以及特点

　　此款菜肴酸甜可口，蛋白质丰富，造型可爱，对于挑食的宝宝绝对是一款"必点"菜肴。

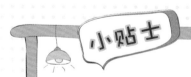

小贴士

　　菠萝食用前需用盐水浸一下，消除菠萝内碱类物质。

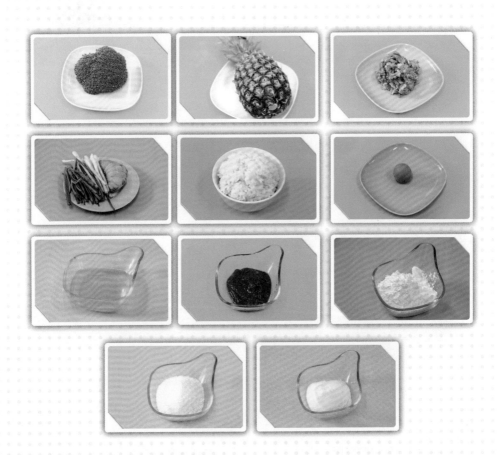

制作过程

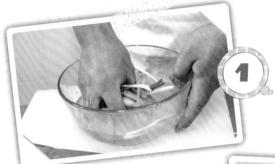

1 肉酱加盐、鸡蛋、葱姜水、淀粉，制作成小肉圆，菠萝切小粒；

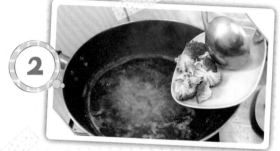

2 西兰花剪开，水锅中加少许盐、食用油，烧开后倒入西兰花，烫熟；

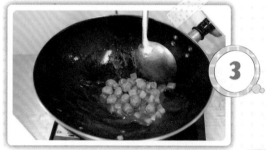

3 锅中加少许油，倒入番茄沙司、糖，煸炒后加一勺水，加盐调味，倒入肉圆和菠萝粒，烧开后用少许水淀粉勾芡；

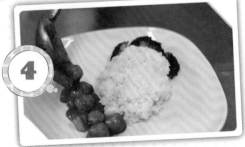

4 在盘中放入米饭，摆好造型，插入西兰花，配上烧好的菠萝咕咾肉圆。

小姜叔叔教你来烧菜

树形双菇花

原料：西兰花 100 克、花菜 100 克、蘑菇 50 克、香菇 50 克

调料：食用油 10 克、盐少许, 鲜汤、水淀粉适量

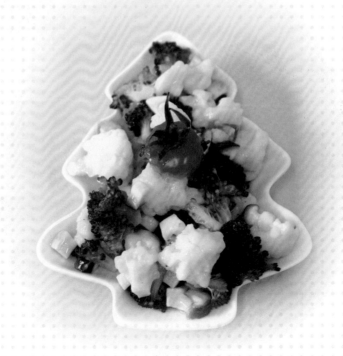

原 料

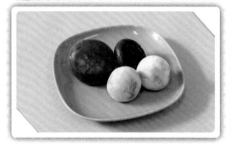
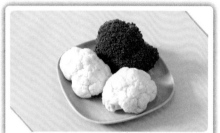

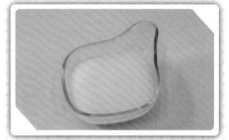
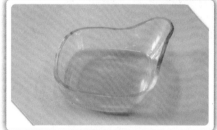

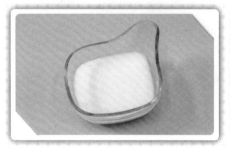
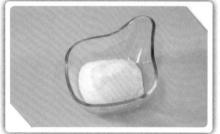

营养以及特点

　　西兰花、花菜都有很好的抗氧化和增加抵抗力的作用，配以氨基酸丰富的菌菇，是一道有提高免疫力作用的菜肴。

制作过程

西兰花、花菜摘小棵, 蘑菇、香菇切小粒;

1

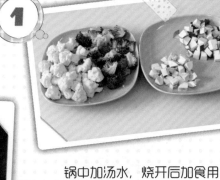

2

锅中加汤水, 烧开后加食用油和盐, 将花菜、西兰花、蘑菇、香菇分次放入锅中烫煮一下捞出;

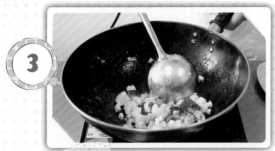

锅中留少许汤汁, 勾芡后加入烫好的原料, 翻炒均匀;

3

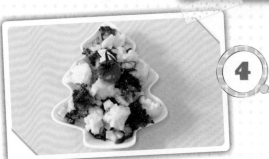

4

在盘中将炒好的菜拼成树的形状。

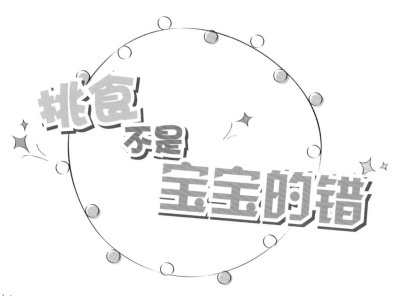

挑食不是宝宝的错

常有妈妈愁眉苦脸地对我说："你的办法不起作用啊！你家小荞本来就好养，吃饭不挑！"挑食真的是宝宝的错吗？当然不是！

小荞有时也会挑食或含饭。但此时的我，并不会和小荞外婆一样抱怨连连。除了使出那些小招数之外，我还会进行一番自我反省——

反省一：是不是饭菜做得不够美味？

小荞的饭菜中，有些食物连我都不爱吃，但外婆觉得营养好，所以坚持给小荞吃。比如粗粮粥（用玉米片、麦片、赤豆、小米一起熬成的粥），尽管有营养但口感很"木"，小荞怎么会喜欢呢？把许多营养健康的食物放在一个锅里煮，并不意味着就是好吃的或是适合宝宝的。为此，我将主食换成厚白粥或者某一种粗粮，这样一试，果然小荞含饭的情况改善了很多。

反省二：是不是食物的品种或烹饪方式太单一了？

食物品种以及烹饪方式的多样化很重要。如果小荞不爱吃鱼，那么也许她

出生　　　　　　15个月　　　　　36个月

喜欢吃牛羊肉；如果这段时间小荞不爱吃炒青菜，那么就给她尝尝汤里的青菜或者其他口味的绿叶菜；如果小荞不爱吃煮鸡蛋，那么也许她喜欢吃蛋羹。上海人大多将米饭充当主食，我家也是如此，不过在一周内我总会安排两顿面食，给小荞换换口味。另外，食物的颜色鲜艳些，造型有趣些，会让小荞更喜欢。

反省三：是不是我自己没有树立一个好榜样？

每个人都有自己偏好的口味，遇到喜欢吃的就多吃点，不喜欢吃的就敬而远之。小荞有很强的模仿能力，在和大人一起进餐时，如果大人吃得津津有味，那么她也会对食物产生浓厚兴趣。反之亦然。所以小荞挑食的时候，我会下意识地想一想自己在这顿饭中的表现，避免在她面前对某种食物皱眉头。

反省四：还有哪个环节出了问题？

若是前三个反省都解决不了问题，那么我会进一步回想：在喂养过程中，究竟还有哪个环节出了问题？比如，小荞在吃饭前是否进食了太多的零食或是含糖量高的果汁？若是，那么此时她的血糖浓度高，自然不会有饥饿感。再如，是不是在辅食添加的时候，小荞没有适应，导致她对食物有警惕心理？仔细回想，总能找出症结所在。

请相信，挑食，并不是宝宝的错。

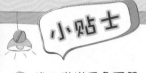

小贴士

我们常说秀色可餐，一道菜肴，要让宝宝爱吃，除了味美，漂亮的"外形"也是必不可少的。

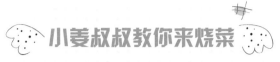

小姜叔叔教你来烧菜

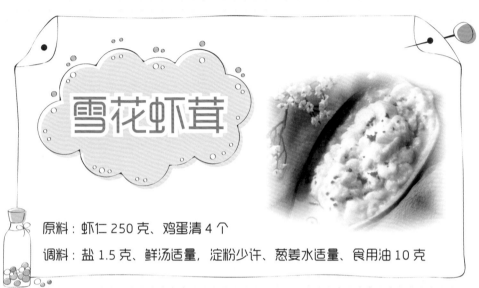

雪花虾茸

原料：虾仁 250 克、鸡蛋清 4 个

调料：盐 1.5 克、鲜汤适量，淀粉少许、葱姜水适量、食用油 10 克

营养以及特点

虾含有丰富蛋白质和磷、钙，鸡蛋清除了含有丰富的蛋白质，还有清热解毒作用。

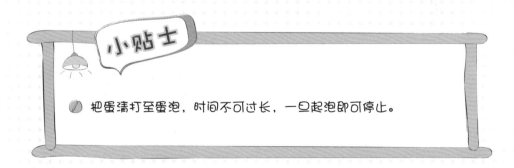

小贴士

把蛋清打至蛋泡，时间不可过长，一旦起泡即可停止。

原 料

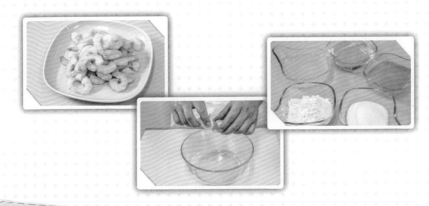

制作过程

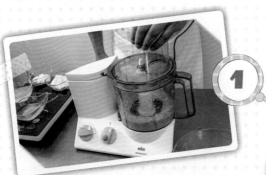

1 虾仁洗净，加葱姜水、蛋清、盐搅成虾茸，鸡蛋去壳取蛋清搅拌至发泡；

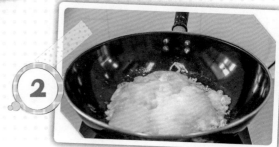

2 锅中放鲜汤烧开，加盐调味，倒入虾茸搅拌至虾茸成型，放入蛋泡搅拌均匀，烧开，水淀粉勾芡即可。

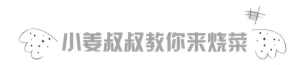

多彩夹心鱼糕片

原料：净鱼肉 250 克、胡萝卜 50 克、玉米粒 50 克、鸡蛋清 1 个

调料：葱姜汁、盐 2 克、黄酒、生粉适量

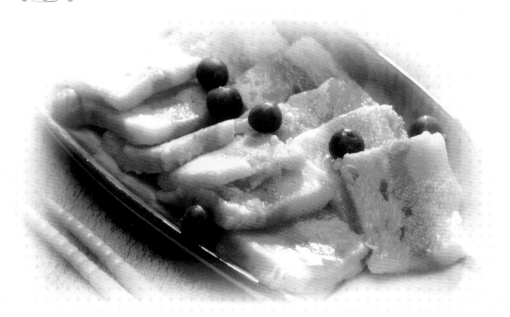

营养以及特点

鱼肉中蛋白质、钙质丰富，有消除眼睛肌肉紧张的作用。

胡萝卜富含维生素 A，有健肤和明目功效。玉米为粗粮，B 族维生素充分，是眼睛中玻璃体的主要营养成分。

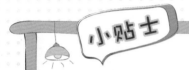

小贴士

✏ 适合年龄：1 岁以上婴幼儿。

制作过程

1. 将净鱼肉洗净绞碎成茸，分成三等份，一份加入煮熟的胡萝卜泥，另一份加入玉米粒碎泥，最后一份保持白色原味，分别调味加葱姜汁、盐、黄酒、蛋清、生粉拌匀上劲；

2. 取一方盘涂油，将白色鱼茸平铺盘底，先后放上一层胡萝卜鱼茸、玉米鱼茸铺平，上笼蒸，中大火蒸熟取出，改刀成片状；

3. 炒锅中加油、鲜汤、盐烧开，放入鱼片，水淀粉勾芡即可。

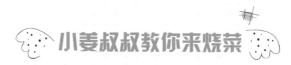

小姜叔叔教你来烧菜

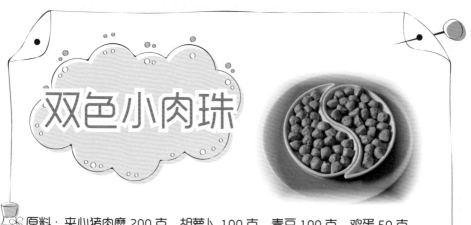

双色小肉珠

原料：夹心猪肉糜 200 克、胡萝卜 100 克、青豆 100 克、鸡蛋 50 克

调料：食用油、盐、干淀粉、水淀粉、葱姜水各适量

营养以及特点

　　这是一道典型的荤素搭配菜肴，营养均衡，口味鲜美，色彩鲜艳，十分吸引幼儿眼球。此外，青豆泥富含的植物蛋白和肉类中的动物蛋白有很好的动植物蛋白互补作用，能提高食物蛋白质利用率。

原 料

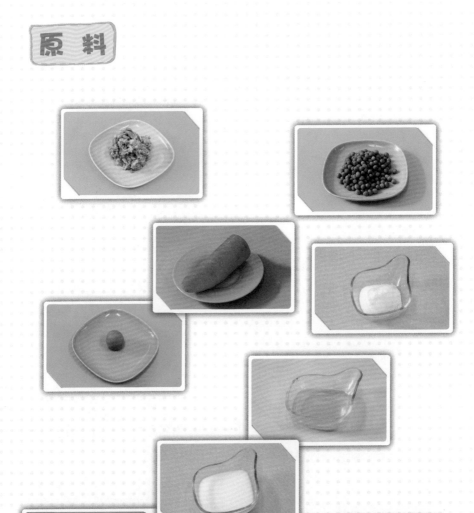

制作过程

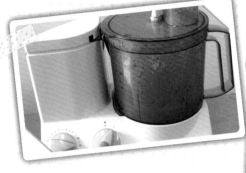

1 胡萝卜去皮、切块、煮烂, 粉碎成泥; 青豆煮烂, 去壳, 粉碎成泥;

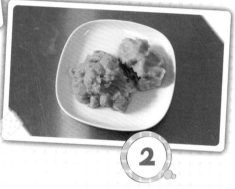

2 猪肉糜分两半, 分别加入青豆泥和胡萝卜泥, 加盐、葱姜水、鸡蛋, 制作成两种颜色的肉胶;

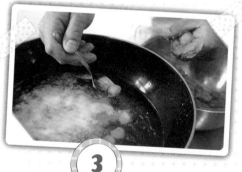

3 锅中放清水, 烧至 60 度左右调小火, 在锅中将肉胶做成肉珠;

锅中留少许汤汁, 加盐调味倒入做好的肉珠, 烧开后勾芡, 淋少许食用油。

4

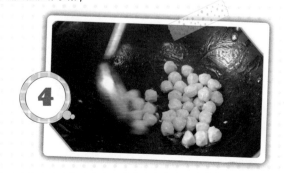

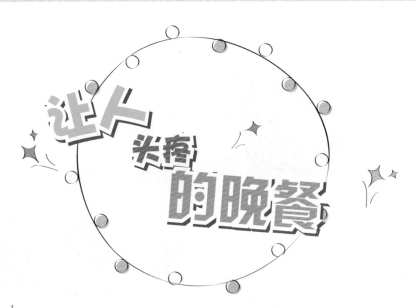

让人头疼的晚餐

　　小荞的日常生活已经很有规律了，每天早晚出门散步2次，午睡2个半小时左右，大多数的时候胃口也不错，可以说是"吃嘛嘛香"。

　　尽管遇上了一个如此好养的宝宝，但负责做饭的小荞外婆还是有点儿发愁——曾经有过好几次，小荞对于晚餐表现出了反常的态度，一顿饭要吃很久不算，往往还吃得身上、衣服上都是，而且一边吃一边用小手推小勺。这下，可让外婆头疼不已。在中国人最重视的晚餐的安排上，她觉得有些力不从心了。

　　我开始找原因。起初，我认为小荞是想自己动手吃饭。我就把她的小勺还给她，让她自己吃。刚给她的时候，她吃得还不错，可没几口又不吃了，还一个劲地摇头。怎么胃口这么差呢？这可不像"大胃王"的一贯风格啊！

　　由于小荞晚餐吃得不好，外婆怕她饿着，就给了她几块小饼干或其他小点心。看着她狼吞虎咽的样子，胃口不好这个因素也被排除了。究竟是怎么回事呢？

　　当小荞再一次对晚餐产生抗拒时，我忽然发现了一个"巧合"——每次小

出生　　　　　　　　　16个月　　　　36个月

荞不爱吃晚餐时，都是因为前一天也吃了同样的菜。原来，有时外婆看到前一天的菜小荞挺喜欢，就会在第二天烧同样的菜。不料，小荞是个小"刁嘴"，相同的菜第二天再吃就不喜欢了。

细想之下，觉得也不能怪小荞。我们大人如果常吃同样的饭菜，食欲也会降低的。不过，准备晚餐的确是件麻烦事。按小荞外婆的话来说，就是"到了菜场不知道买些什么好"。为此，我特意设计了一张表格，命名为"小荞的一周晚餐食谱"。参照了这张表格，外婆安排起晚餐来就容易多了，同时也保证了小荞的均衡营养，一举两得。

小贴士

小荞的一周晚餐食谱

	主食	荤菜	蔬菜	备注
星期一	厚粥	肉类	绿叶类	
星期二	厚粥	河鲜类	根茎类	豆制品
星期三	面食	禽类	绿叶类	
星期四	厚粥	海鲜类	绿叶类	
星期五	厚粥	内脏类	根茎类	豆制品
星期六	面食	肉类	绿叶菜	
星期日	厚粥	禽类	根茎类	豆制品

小姜叔叔教你来烧菜

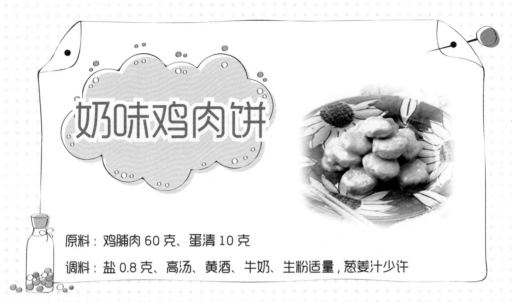

奶味鸡肉饼

原料：鸡脯肉 60 克、蛋清 10 克

调料：盐 0.8 克、高汤、黄酒、牛奶、生粉适量，葱姜汁少许

制作过程

① 鸡脯肉除去筋膜洗净后剁成鸡茸，放入盐、高汤、适量牛奶、葱姜汁搅匀，再加入蛋清用力搅拌直至上劲，最后放生粉、水拌匀；

② 用手做成一个个小圆子放入四周涂油的蒸盘里，再压成小饼样，沸水蒸，20 分钟后取出装盆。

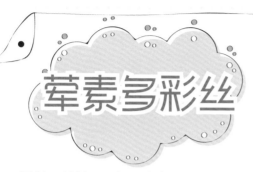

荤素多彩丝

原料：莴笋 20 克、猪肉 10 克、胡萝卜 10 克、土豆 10 克、菌菇 5 克

调料：精制油 6 克、精盐 0.5 克、葱、姜汁、黄酒、高汤、蛋清、水淀粉各适量

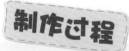

① 洗净莴笋，去皮切丝，胡萝卜、青椒、土豆、菌菇切丝备用，猪肉切丝用少许盐、高汤、蛋清、淀粉拌匀上浆；

② 取干净炒锅放置炉火上，放入适量精制油，烧至三成热时，放入肉丝划散成熟，然后放入其余原料，一起入锅与肉丝划油后捞出沥油；

③ 炒锅中留少许余油，放入少许葱、姜汁水，加少许盐、黄酒、高汤烧开后，放入各种原料翻炒几下，用水淀粉勾芡后即成。

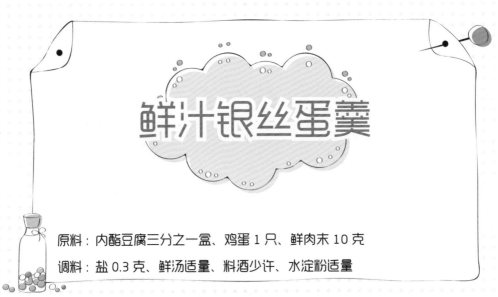

小姜叔叔教你来烧菜

鲜汁银丝蛋羹

原料：内酯豆腐三分之一盒、鸡蛋 1 只、鲜肉末 10 克

调料：盐 0.3 克、鲜汤适量、料酒少许、水淀粉适量

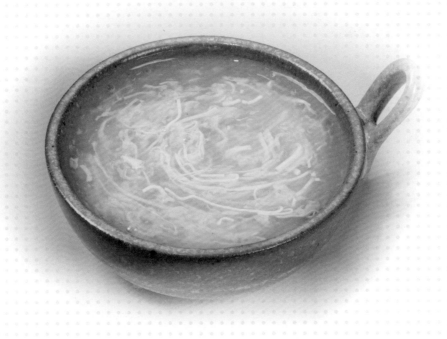

营养以及特点

鸡肉蛋白质含量高，脂肪含量少，并有一定量的矿物质和维生素。莴笋营养丰富，含有蛋白质、脂肪、糖类，钙、磷、铁、多种维生素及叶酸等成分，常食莴笋还能增强人体抵抗力。猪瘦肉蛋白质丰富，维生素 B_1、锌含量亦高。

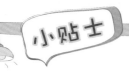

小贴士

- 肉末不可用油锅煸炒，否则肉质较老不利于幼儿咀嚼及消化吸收。

- 适合年龄：2 岁以下幼儿。

制作过程

① 先将豆腐切成细丝，肉末加少许盐及料酒拌匀；

② 锅中放入适量鲜汤，放入豆腐丝及肉末，烧开后去掉浮沫，加入盐及水淀粉勾芡，淋入打好的蛋液烧开即可。

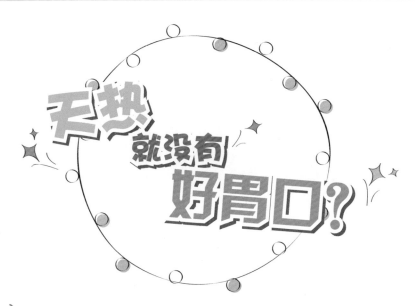

入夏以来，17 个月的小荞明显就没有以前那样的好胃口了，有时一顿饭要吃上半个小时到一个小时。外婆很焦虑，为了让小荞多吃几口，甚至允许她一边吃饭一边玩玩具。

对于外婆的这个做法，我当然极力反对，并对小荞采取"随意"原则：如果她不吃，我也不勉强，饿了自然而然就要吃了。但是，这也不是长久之计。难道天热就注定没有好胃口？如何在炎炎夏日里让小荞"开胃"呢？我想出了几个小妙招。

我发现，由于天气炎热，小荞出现了湿热的体征，比如身上有湿疹、舌苔较厚等。针对这样的情况，我适当增加了一些苦味食物，如草头、百合、马兰头等。这些食物既能清心除烦、提神醒脑，又能健脾祛湿、增进食欲。为了避免苦味的食物遭到小荞的拒绝，我在调味和食用方法上动了一番脑筋。比如炒马兰头或草头时加入少许糖，少量多次地给小荞吃，让她逐渐适应；而百合等可以入粥的食物，则多做甜粥以遮盖苦味。果然，小荞都很爱吃。

　　小荞出汗很多，这样会导致胃酸分泌减少，胃口变差。为此，我给小荞准备了酸味的水果，比如番茄、草莓、枇杷、葡萄、菠萝、山楂、猕猴桃等富含有机酸的水果，有生津止渴、健胃消食、开胃增食的作用。

　　小荞虽小，但在天热时还是会吃一些寒凉的食物，而让她略微食用一些温性的食物，有利于排泄郁结的湿热，如大蒜、洋葱、生姜等。当然，这些食物不是单独食用的，而是添加在菜肴烹饪中，用以调味的。不过，对体质内热的幼儿，则不宜加食太多温热的食物，容易上火。

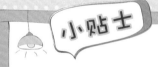

小贴士

- 为宝宝提供通风透气的环境。
- 让宝宝多喝凉开水，少喝甜味饮料；多吃瓜果，少吃冷饮。
- 督促宝宝少吃零食。
- 夏日的清晨和傍晚，天气相对比较凉快，让宝宝多到室外活动。
- 适量的运动有助于增进食欲。
- 保证宝宝的膳食多样化，除了注意营养外，尽量做到米面搭配、粗细搭配、干稀搭配、咸甜搭配。

小姜叔叔教你来烧菜

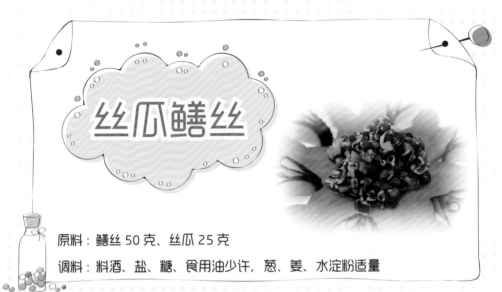

丝瓜鳝丝

原料：鳝丝 50 克、丝瓜 25 克

调料：料酒、盐、糖、食用油少许，葱、姜、水淀粉适量

营养以及特点

　　鳝丝有很好的明目消渴作用，同时富含优质蛋白质，配以富含维生素 C 的丝瓜，是一款适宜夏季食用的菜肴。

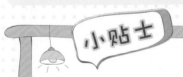 小贴士

　◯ 1 岁左右的宝宝盐的摄入量应很少，每餐不足 1 克。一般用筷子尖轻沾一下盐，沾在筷子尖上的那一些就足够了。

　◯ 由于葱姜有辛辣味，低龄宝宝会排斥，做成葱姜汁后，有祛腥起香的作用，同时避免了辛辣味。

　◯ 这道菜还可以将丝瓜换成青圆椒，作用不同，口感更清香。

原 料

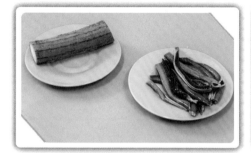

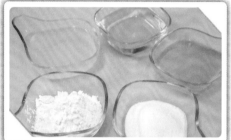

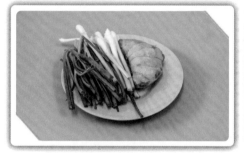

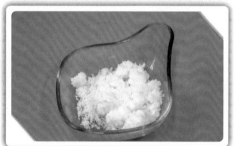

制作过程

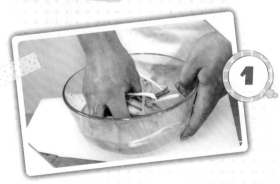

1 葱姜拍碎，放入清水中，揉捏出葱姜汁；

鳝丝洗净后切成宝宝小拇指指甲大小的粒，丝瓜去皮后切成和鳝丝同样大小的粒；

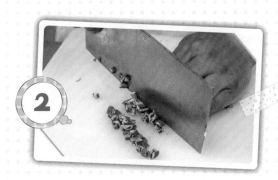

锅内加清水，倒入鳝丝，加料酒和葱姜汁焯水后用清水冲净；

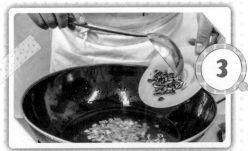

锅内加一勺清水、半勺葱姜汁，倒入鳝丝，加入料酒，煮开后加入丝瓜；

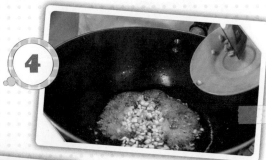

等到鳝丝和丝瓜软化至适合宝宝食用的程度时加盐、糖，淋食用油，勾芡即可。

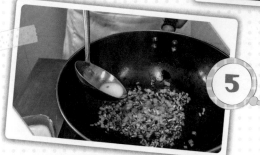

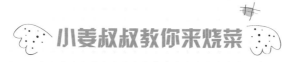

小姜叔叔教你来烧菜

清凉开胃鱼丁

原料：黄瓜 150 克、苦瓜 100 克、胡萝卜 50 克、青鱼中段 400 克、鸡蛋清 1 个

调料：盐 3 克、精制油 15 克、葱姜汁、白砂糖、麻油、黄酒、高汤、淀粉适量

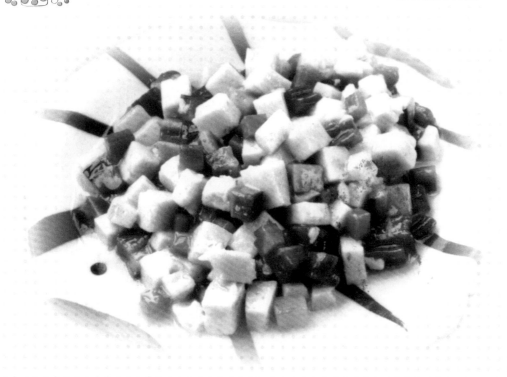

营养以及特点

　　鱼肉动物蛋白质丰富，钙、铁、磷含量较高；黄瓜含有较多的纤维素，清热排毒；苦瓜富含维生素C和矿物质，清凉解毒，健脾祛湿；胡萝卜富含胡萝卜素，对眼睛和皮肤有益，组合为宝宝夏令特色菜。

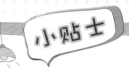

小贴士

　　◯ 天热除了吃点清凉的菜肴，祛湿解毒的绿豆芦荟小米粥，也是不错点心选择。

　　◯ 适合年龄：1.5岁以上幼儿。

制作过程

①　将青鱼去内脏、鱼鳞、鱼皮和骨刺，取鱼肉制成茸，加入葱姜汁、盐、鸡蛋清、淀粉拌和上劲。取一方盘，将鱼肉放入盘中摊平上笼蒸熟取出，冷却后改刀成鱼丁。将黄瓜、胡萝卜洗净削皮，苦瓜洗净去籽，分别改刀成丁状；

②　在炒锅中倒入精制油烧热，放入黄瓜丁、苦瓜丁、胡萝卜丁煸炒至熟，放入鱼丁，加黄酒及少许高汤汁，盐、白糖调味，湿淀粉勾芡，滴入麻油即可。

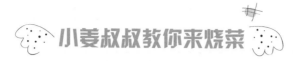

小姜叔叔教你来烧菜

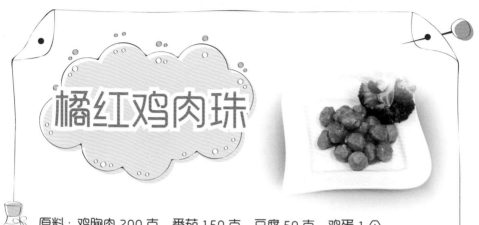

橘红鸡肉珠

原料：鸡胸肉 200 克、番茄 150 克、豆腐 50 克、鸡蛋 1 个

调料：食用油、盐、糖、水淀粉、干淀粉、葱姜水、鲜汤

营养以及特点

　　番茄富含丰富维生素 C，酸甜的口感有很好的健脾作用，配以脂含量不高但蛋白质丰富的鸡肉，是一款适宜夏天食用的开胃菜肴。

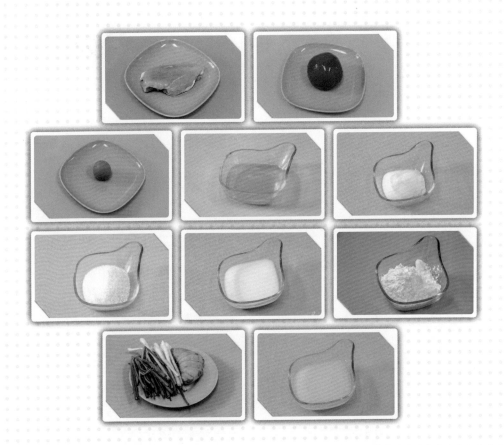

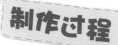
制作过程

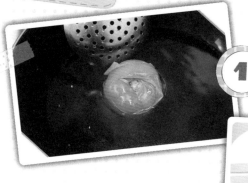

1 番茄用开水烫一下，去皮，用粉碎机粉碎成泥备用，豆腐切小粒备用；

2 鸡肉剁碎，放入粉碎机，加盐、鸡蛋、葱姜水、干淀粉搅拌成鸡肉胶；

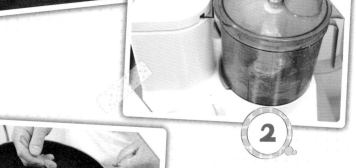

3 锅中放清水，烧至 60 度调小火，在锅中将鸡肉胶做成小珠子，成熟后捞出；豆腐粒入开水锅焯水后捞出备用；

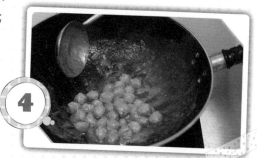

4 锅中加适量食用油，倒入番茄泥炒制成番茄酱，加鲜汤、糖、盐，烧开后倒入鸡肉珠，用水淀粉勾芡。

73

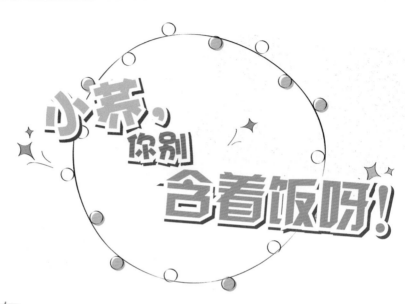

在过去的这个夏天里，小荞的小嘴可没闲着，开发了许多功能。牙牙学语是她开发的积极功能之一。她开始有意识地叫"爸爸""妈妈"，然后大笑着逃走；也常常说很多我们听不懂的话，同时很认真地看着我们，等待我们的答复。除了牙牙学语之外，"含饭"也是她的小嘴开发的另一个功能，她常常把饭菜含在嘴里不吞下去，这让我头疼不已。到底是什么原因呢？

小荞的胃口一直很好，所以前段时间，我们就尝试给1岁多的她吃米饭，以为她一定能接受这样寻常的食物。不料，她一吃米饭就喜欢把饭含在嘴里，怎么也不肯往下咽。我思来想去，觉得也许是因为小荞出牙比较晚，磨牙还没有长出来的缘故。她无法把米饭完全磨碎再进行吞咽，有时勉强吃下去几口，其实也是囫囵吞枣，这样会增加消化道的负担。我用粥代替米饭，发现含饭的情况好了很多。于是，我当机立断，不再强迫小荞吃米饭。

对此，外婆有些"不服气"，唠叨着人家小朋友1岁都开始吃米饭了，现在

出生　　　　　　　18个月　　　　　36个月

已经吃得很好了，为什么要给小荞停吃米饭，等等。可我觉得，成长不是比赛，每个宝宝的情况都有所不同，要选择适合她的养育模式。尽管我们平时也会给小荞提供一些磨牙的食物，但是她的乳牙长得就是比别的小朋友慢。与其让她养成含饭的坏习惯，不如顺其自然，暂缓她吃米饭的计划。等她的磨牙长出来后，自然而然就能吃米饭了。

事实证明我的决定是对的。两周前的一天，我给小荞盛了小半碗米饭，她很快就吃完了。自此之后，我家小荞正式进入主食米饭的阶段。

今年夏天，上海格外热。连续多日40℃的气温令我们大人也吃不消，小荞的胃口自然也受到了不小的影响。为了让她开胃，我在菜肴的制作方面下了一些功夫。夏天胃口差的主要原因是由于胃酸分泌较少，为此我在菜肴的选择上，选择山楂、番茄等酸味的食物入菜，比如红焖山楂肉、番茄炒鸡蛋、番茄炒卷心菜菌菇等。另外，我在主食上采用米面搭配的形式分担一餐的主食量。比如，某一餐里，小荞吃得不多，那我就再为她准备一些面点（小刀切、小包子等）作为补充。这样既能提供充足的热能，又能让宝宝愉快地进餐，避免因为胃口差而产生含饭的情况。

当然，宝宝含饭的原因各不相同，这就需要爸爸妈妈耐心观察，找出原因再"对症下药"，才能从根本上解决问题，千万不要任由宝宝含饭，更不能在宝宝含饭时责骂他哦！

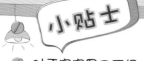

小贴士

对于宝宝胃口不好，爸爸妈妈们除了饮食上巧安排外，也要仔细观察宝宝，分析胃口差的原因，出牙不适、身体不佳都会引起胃口变差。

小姜叔叔教你来烧菜

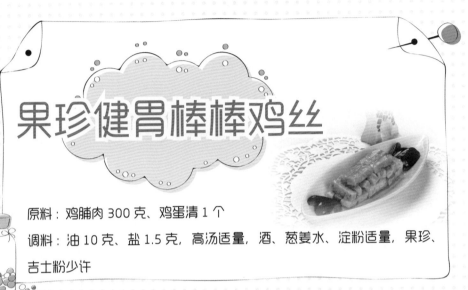

果珍健胃棒棒鸡丝

原料：鸡脯肉 300 克、鸡蛋清 1 个

调料：油 10 克、盐 1.5 克，高汤适量，酒、葱姜水、淀粉适量，果珍、吉士粉少许

营养以及特点

鸡肉蛋白质量多、质优，脂肪低，并含有一定的钙、磷、铁，维生素 B_1、B_2 等，营养丰富，鲜香无比，能促进幼儿食欲。

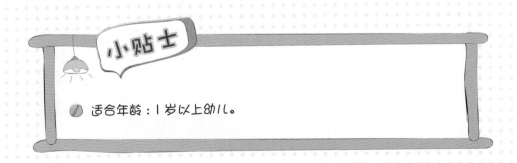

小贴士

🥚 适合年龄：1岁以上幼儿。

原 料

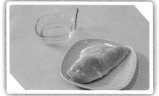 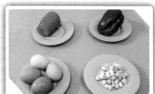 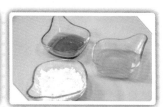

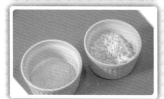 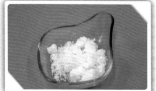

制作过程

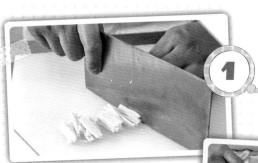

1 鸡脯肉剁碎，加入盐、蛋清、鲜汤、葱姜水、生粉少许，拌匀上浆，入锅蒸熟，切条待用；

2 炒锅放入葱姜水，放入果珍、吉士粉，加高汤，用水淀粉勾芡即可出锅装盆。

小姜叔叔教你来烧菜

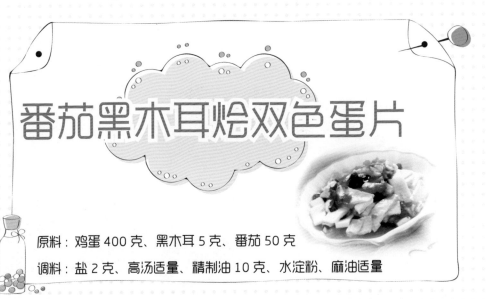

番茄黑木耳烩双色蛋片

原料：鸡蛋 400 克、黑木耳 5 克、番茄 50 克

调料：盐 2 克、高汤适量、精制油 10 克、水淀粉、麻油适量

营养以及特点

　　鸡蛋营养丰富，补脑健体。蛋黄易消化，富含维生素和矿物质。蛋白中蛋白质充足，黑木耳铁质高，对心血管又有滋养作用。番茄中的有机酸，利于铁质的吸收，也发挥了开胃消食的作用。

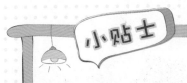

小贴士

🥚 适合年龄：1.5 岁以上幼儿。

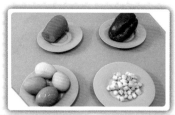

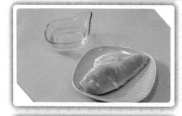
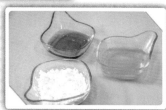

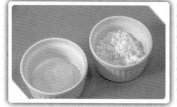
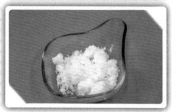

制作过程

① 将鸡蛋分蛋清、蛋黄分别打入盛器内，打散后加入少许水淀粉拌匀，分别放入涂油的盘中，上笼，中小火蒸熟，冷却后取出，分别改刀成片；

② 番茄洗净去籽，改刀成片，黑木耳温水涨发去杂质，改刀为大小均等的片状；

③ 炒锅中加入油，放入番茄略炒片刻，加少许汤汁，放入黑木耳、蛋白片、蛋黄片、盐，烧滚后加入水淀粉勾芡，淋少许麻油即成。

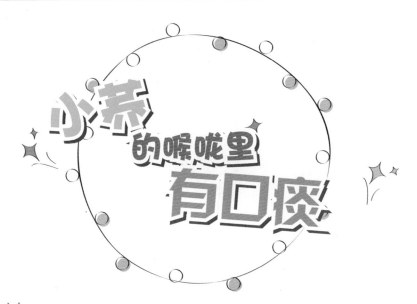

　　前些天，我总感觉小荞的喉咙里有口痰，不上不下的，有时她说话也会带有痰音，但是咳嗽几下或者喝口水就会有明显的好转。周围的好友妈妈们建议我给她买点化痰的药，可我并不愿意。很多化痰的药都附带一些扩张气管、刺激神经的成分，经常使用会让宝宝产生依赖。

　　其实，宝宝喉咙里有痰，可能有多种原因，主要为以下三种：1. 宝宝体质虚弱，使得身体里的水湿停留，凝聚为痰；2. 宝宝脾胃功能薄弱；3. 外感失治，也就是我们常说的感冒。我带小荞去了医院，确认主要还是由于脾胃功能薄弱引起的。除了吃医生配的化痰药外，我给小荞吃了一些健脾胃的食物，首选的就是陈皮。陈皮具有理气健脾、调中、燥湿、化痰的作用，很多中成药里都会有它。宝宝无论是寒痰还是热痰，都可以食用。陈皮可以入菜入汤，还可以煮成营养水，都是不错的选择。不过对小宝宝来说，陈皮不能每天都吃，一般每周喝 2~3 次营养水即可。

出生　　　　　　　　　19个月　　　　　36个月

除了陈皮之外，我还想到了一款化痰止咳的"神物"梨。梨有"全科医生"的美称，是百果之宗，适宜性比苹果还要广泛。一般而言，生吃梨有很好的润喉祛燥的作用，但体寒的宝宝吃梨要适量。我比较喜欢给小荞做冰糖炖梨，而且一定要她趁热吃，这样效果最好。值得注意的是，不要为了追求口感而选用甜度很高的梨或者放入过量的冰糖，高甜度反而会让宝宝更容易生痰。爸爸妈妈们一定要记住哦！

当然，还有一些食物也具有润燥健脾胃的功能，比如鸭肉。很多秋季的蔬果也有润燥的作用，如南瓜、冬瓜、山药等，我都将它们做成了好吃的菜肴，摆上小荞的小餐桌。现在，小荞说话时再也听不到痰音，声音可清亮啦！

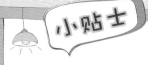

小贴士

⊘ 即使宝宝的症状看起来是小问题，爸爸妈妈也切勿自行随意给宝宝用药。如想用药，一定要去医院让医生诊断后开药。

小姜叔叔教你来烧菜

热烩彩色素粒

原料：净南瓜肉 150 克、黄瓜 150 克、土豆 150 克、香干 50 克

调料：盐 2 克、鲜汤适量、水淀粉适量、精制油 10 克

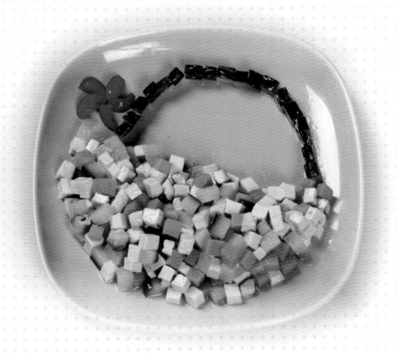

82

营养以及特点

　　南瓜中胡萝卜素丰富，宜蔬宜粮，有很好的健脾胃祛燥的作用，黄瓜清热，香干优质植物蛋白丰富，土豆含有丰富的维生素 C 和膳食纤维。组合成一款营养丰富、色彩鲜艳，诱发食欲的综合菜。

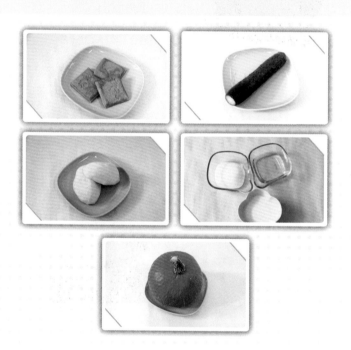

制作过程

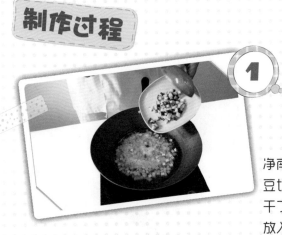

净南瓜肉、黄瓜、香干、土豆切成小丁，将土豆丁、香干丁、南瓜丁、黄瓜丁依次放入鲜汤中焯水后沥干；

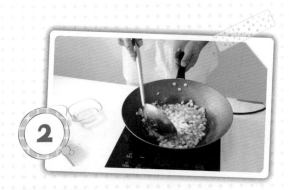

锅中放汤汁烧开，加盐调味，将南瓜丁、香干丁、土豆丁一并放入翻炒，烧开后加入黄瓜丁，放水淀粉勾芡后淋少量油出锅。

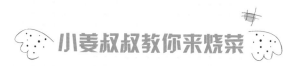

小姜叔叔教你来烧菜

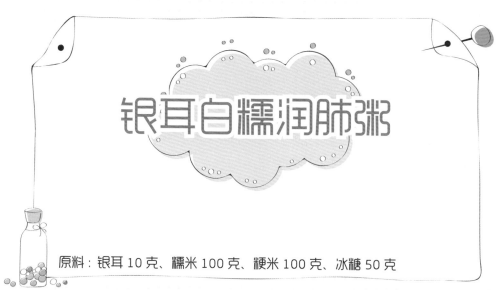

银耳白糯润肺粥

原料：银耳 10 克、糯米 100 克、粳米 100 克、冰糖 50 克

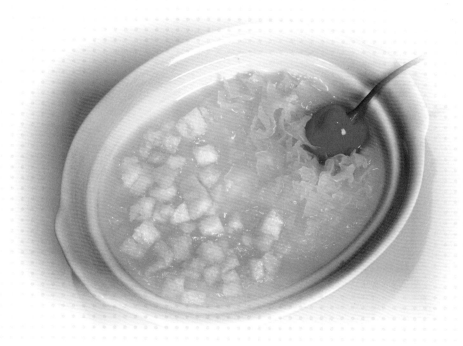

营养以及特点

此粥富有热量，尤其是银耳，有着丰富的营养，多种氨基酸和肝糖，特有滋阴润肺、益胃生津、补脑解毒等功用。

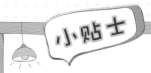

小贴士

- 在干燥的秋季，除了这款粥，有清热润肺、益气止咳和消痰作用的腐竹麦片白果粥也是不错的选择。
- 适合年龄：1岁以上幼儿。

制作过程

1. 银耳用冷水泡软化开，切成碎片，漂洗糯米、粳米备用；
2. 在开水锅中放入糯米和粳米、银耳一并煮开后改小火，熬制成粥。

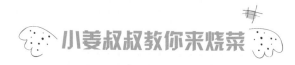

润燥芋艿鸭肉珠

原料：鸭胸脯 200 克、芋艿 100 克、鸡蛋 1 个

调料：鲜汤、生抽酱油 5 克、麻油、盐 1 克、水淀粉适量

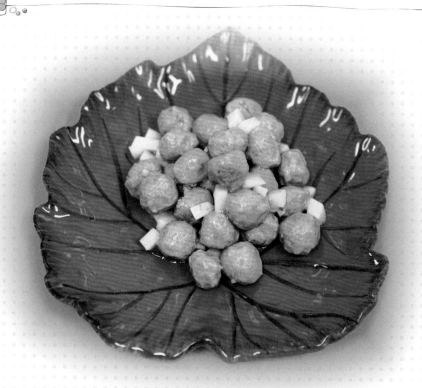

原料

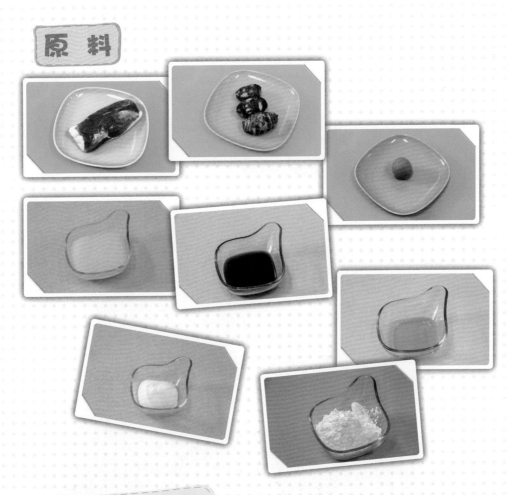

营养以及特点

　　鸭肉是著名的润燥食物，配以芋艿消淤散结的作用，能很好地缓解秋燥给幼儿带来的气急气躁的症状。

　　适合年龄：1 岁半以上幼儿。

制作过程

将鸭胸脯去皮剁成肉糜，加葱姜水、盐、蛋清、黄酒、生抽酱油、生粉拌习、打透，制作成鸭肉胶，放入方盘蒸熟，改刀成粒；

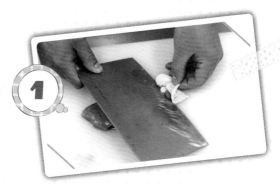

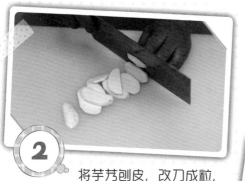

将芋艿刨皮，改刀成粒，在锅中煮熟待用；

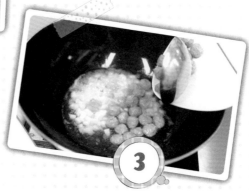

炒锅中加鲜汤烧滚，加入芋艿粒、鸭肉粒，煮沸后加盐、水生粉勾芡，淋数滴麻油即可。

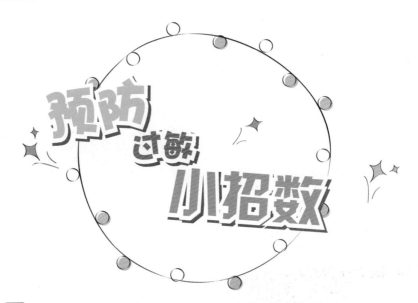

周围有不少宝宝过敏了，有的小宝宝患上了湿疹，还有的则是过敏性咳嗽。小荞也是过敏体质，遇到干燥季节有时脸上会发小疙瘩。我结合自己的经验，总结了几个预防小招数，让讨厌的过敏走开！

招数一：坚持母乳喂养

相信爸爸妈妈都了解母乳喂养的各种好处，在此便不一一列举。有研究表明，纯母乳喂养超过 4 个月的宝宝，长大后发生哮喘的概率是人工喂养宝宝的一半。在此提醒妈妈们，在母乳喂养期间自己也需要控制饮食，避免摄取易导致过敏的食物。

招数二：延迟添加辅食

按传统观念来看，宝宝 4 个月时就可以添加辅食了。但是，我建议过敏体质的宝宝最好在 6 个月之后再添加辅食，主要原因之一是，过早添加鸡蛋等易导致过敏的辅食，容易让消化系统还未完善的宝宝产生过敏反应。在添加辅食

出生　　　　　　20个月　　　36个月

方面，我有以下经验仅供爸爸妈妈参考哦！

1. 宝宝 6~9 个月时，可考虑添加米粉、绿色蔬菜、肉泥和燕麦做的食物。

2. 宝宝满 9 个月后，可添加鱼、蛋黄、小麦或豆类制品。

3. 避免牛油、猪油。

4. 宝宝 12 个月前，不可进食全脂牛奶。

5. 宝宝 18~24 个月前，避免进食蛋白、海鲜、巧克力等。

6. 宝宝满 36 个月前不要吃花生、核桃类的食品。

7. 大约每隔 7 天给宝宝添加一种辅食，观察有无不良反应。

8. 食品的选择以新鲜为原则，避免含有人工色素、保鲜剂、防腐剂的食物，以及其他容易引起过敏反应的食物，另外冰冷的食物也应该尽量避免。

招数三：多摄取不饱和脂肪酸

摄取较多的不饱和脂肪酸，可以减少体内发炎物质的产生，有助于降低过敏发生率，所以推荐爸爸妈妈为宝宝建立低盐、高 Omega－3 系列脂肪酸、多蔬果的饮食模式。富含不饱和脂肪酸的食物有：葵花籽油、核桃油、蘑菇类、豆类和坚果类食物等。

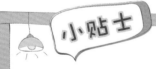

小贴士

抗过敏食物推荐

- 胡萝卜　有研究表明，它所富含的 β－胡萝卜素能预防花粉过敏症和皮肤过敏症。

- 红枣　红枣中含有大量抗过敏物质——环磷酸腺苷。

- 金针菇　金针菇具有抵抗疲劳、抗菌消炎、清除重金属盐类物质的作用。此外，研究发现，金针菇含有的一种可以抑制哮喘、鼻炎、湿疹等过敏病症的蛋白。

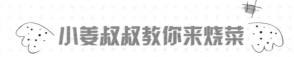

小姜叔叔教你来烧菜

白玉润肺鲈鱼片

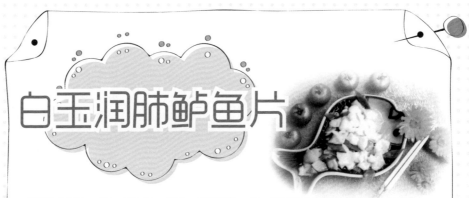

原料:鲈鱼 1 条(约 500 克)、鸡蛋清 1 个、山药 50 克、荷兰豆 25 克、生梨 1 只(约 150 克)

调料:精制油 20 克、盐 2.5 克、黄酒、淀粉适量

营养以及特点

鲈鱼蛋白质和不饱和脂肪充足,维生素和矿物质丰富,具有健脾开胃、滋补肝肾、止咳化痰的特效;山药健脾、润肺,生梨滋阴益肺、生津解渴;荷兰豆为鲜豆食品,营养充分,可谓营养全面,润肺、润喉的特效菜。

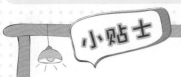

小贴士

◎ 选用活杀的鲈鱼,保证肉质鲜嫩。婴幼儿可食的净鱼肉约占鱼总量的一半。加热鱼片的油温必须是三至四成,油不能冒热烟。炒鱼片必须用轻轻拨散,翻炒的方法,切忌用锅铲急火快炒。

◎ 适合年龄:1.5 岁以上婴幼儿。

原料

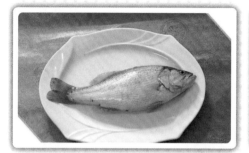

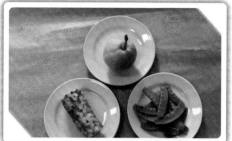

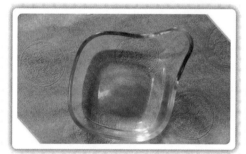

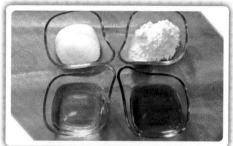

制作过程

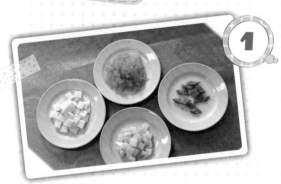

1 将鲈鱼洗净去除内脏、骨、刺和皮，鱼肉切薄片后，用少许盐、蛋清、淀粉上浆。山药削皮切小片，荷兰豆切片，生梨削皮去核切小片；

炒锅烧热，倒入精制油，三成油温时放入鱼片，轻轻拨散至熟捞起；

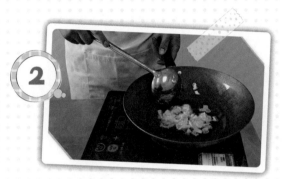

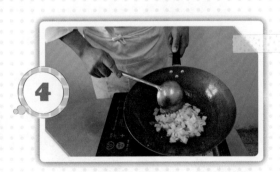

锅中水烧开，放入山药片、荷兰豆片、生梨片一起烫熟取出；

炒锅中留少许油，放入两汤勺水，加少许盐、黄酒烧开后，投入全部原料翻炒均匀，用水淀粉勾芡即成。

小姜叔叔教你来烧菜

山药海参润燥面

原料：海参 50 克、山药 50 克、通心面 200 克

调料：盐 1.5 克、黄酒适量、葱、熟油少量

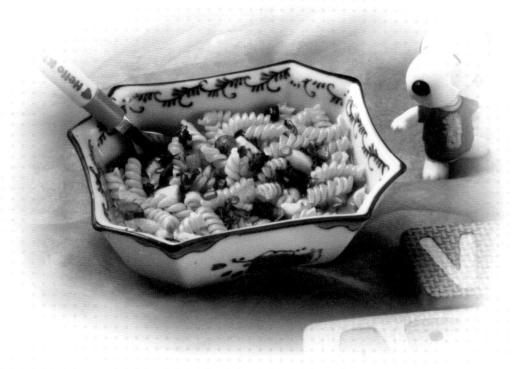

营养以及特点

山药营养丰富，被称为人体消化素。海参营养成分齐全，碘含量高。两味合成，具有补血润燥、健脾益肾等功效，为幼儿润燥的美食面。

小贴士

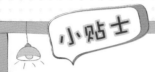

- 在雾霾天多喝一些滋阴润燥的枸杞白萝卜老鸭汤也是不错的选择。
- 适合年龄：2岁以上幼儿食用。

制作过程

1. 将海参洗净去肠，切细条。山药刨皮切细条。通心面温水泡软；
2. 在开水锅中放入黄酒、通心面、山药、海参，待面烂时加入葱末、盐、熟油即可。

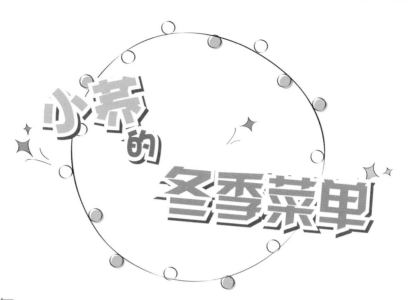

小荞的冬季菜单

冬季，自然界阴气最盛、阳气最弱，日照时间短。宝宝容易遭受寒气、冷风的侵袭，易发生呼吸道疾病，如肺炎、咳嗽、气管炎、流感等，胃肠道也往往会发生反应性改变，在寒冷骤降时反应尤为明显。如何让宝宝储存好能量，抵御冬季的寒冷？来看看我为小荞准备的冬季菜单吧！

鉴于冬季的气候特点和人体的适应能力，凡性温、味辛或有补肾作用的食物，均在首选之列。

偏热性的食物：比如黄牛肉、羊肉、狗肉、猪肚、鸡肉等。牛肉汤、白萝卜煲羊肉、栗子焖鸡翅等都是不错的冬令幼儿菜肴，在增加蛋白质和脂肪摄入的同时又能提供充足的能量。

深色蔬菜和驱寒食物：如青菜、豆苗、塌棵菜等富含维生素和矿物质的深色蔬菜，还有大蒜、香菜、胡葱、生姜等驱寒增暖的食物。尤其是大蒜，对多种球菌、杆菌、真菌和病毒等均有抑制和杀灭作用，是目前发现的天然植物中

出生　　　　　　　　　21个月　　　36个月

抗菌作用最强的一种。在我工作的托儿所里，每周还会定时给宝宝们吃大蒜头呢！

保健营养汤水：我经常给小荞做冰糖胡葱嫩姜水、"三白汤"（由葱白、白菜头、白萝卜烧煮而成）、冰糖老姜大枣汤等，这些具有抗寒防病毒、防感冒效果的保健营养汤水，对小荞的生长发育更有利。

清肺热的食物：冬季气候寒冷，但由于小荞衣服穿得多，户外活动相对减少，室内温度较高，再加上饮食所含热量偏高，体内容易积热，所以也时常有肺火旺盛的现象。这时，我会适当让她吃一些清肺热的食物，如白萝卜、大白菜、芹菜、菠菜、冬笋、香蕉、梨、苹果等。鱼：如带鱼、鲳鱼、鲈鱼、刀鱼、鲫鱼、草鱼、鲢鱼、鳙鱼等，我会选择红烧、红烩、焖烧、电烤等烹调方法，让菜肴色彩更深、口味更香浓，帮助小荞增加食欲。

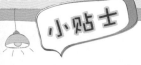

小贴士

冬季适宜选择龙眼肉、荔枝、红枣、山楂、核桃、栗子等有滋补功效的干果以及柑橘、甜橙等水果，以补充维生素 C 和胡萝卜素。

小姜叔叔教你来烧菜

添暖牛肉粒

原料：牛肉 150 克、洋葱 25 克、芹菜末 25 克、鸡蛋 1 只

调料：精制油 10 克、盐 1 克、酱油 5 克、白糖 10 克、淀粉 15 克、番茄酱 20 克

营养以及特点

牛肉蛋白质较猪肉高，更具有强身健体、增暖驱寒的效用。

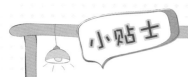

小贴士

适合年龄：1 岁以上幼儿。

原料

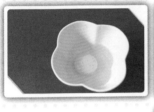
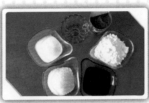
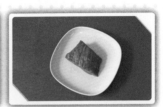

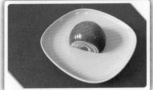
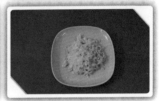

制作过程

1

牛肉洗净绞成茸，加盐、酱油、白糖、鸡蛋，干淀粉少许，拌和均匀，平铺在盘中，上笼蒸或入烤箱烤制成牛肉糕，冷却后改刀成牛肉粒；

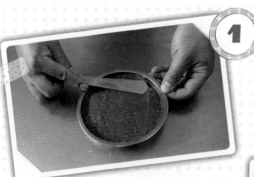

炒锅中放入少许油，煸炒洋葱出香味，放入番茄酱，加少许汤汁、白糖、盐，稍煮片刻，加入水淀粉勾芡，倒入牛肉粒和芹菜末拌匀即可。

2

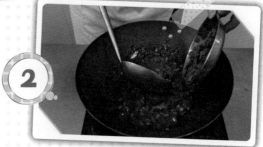

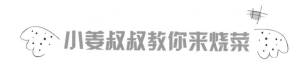

小姜叔叔教你来烧菜

三色暖补小鸭粒

原料：鸭胸脯 250 克、胡萝卜 25 克、青豆 20 克、土豆 25 克、蛋清 1 个

调料：生抽酱油 5 克、盐 1 克、麻油、高汤、葱姜水、生粉各适量

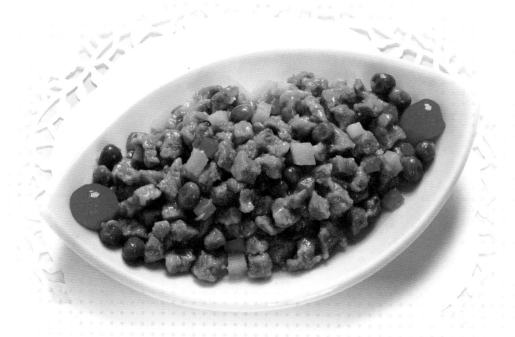

营养以及特点

与鸡肉相比，鸭肉蛋白质含量较低，脂肪、碳水化合物含量较高，另含大量的维生素和矿物质，有滋阴润燥的作用。土豆富含食物纤维素，具有通便降脂作用。青豆植物蛋白丰富，含有钙、铁、维生素。胡萝卜含丰富胡萝卜素，经常食用对眼睛和皮肤有利。

小贴士

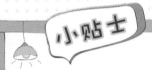

- 生抽酱油加入鸭肉中，起香去腥作用更佳。
- 适合年龄：1岁半以上幼儿。

制作过程

1. 将鸭胸脯去皮，剁成肉糜，加葱姜水、盐、蛋清、黄酒、生抽酱油、生粉拌匀打透，放入方盘蒸熟改刀成粒。将土豆、胡萝卜分别刨皮改刀成粒，青豆剁碎粒待用；

2. 将土豆、胡萝卜粒、青豆碎粒煮熟。在炒锅中加鲜汤烧滚，加入土豆粒、胡萝卜粒、青豆碎粒烧开，加入鸭肉粒煮滚，加盐，水生粉勾芡，淋数滴麻油即可。

小姜叔叔教你来烧菜

红果小肉排

原料：猪肉 100 克、红枣 25 克、山楂适量

调料：精制油 15 克、糖 15 克、盐 2 克、淀粉各适量，葱姜、料酒少许

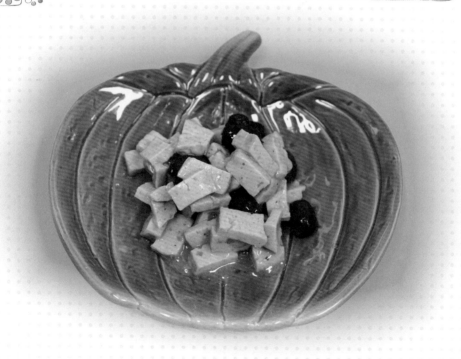

营养以及特点

协同红枣补中益气和山楂消食开胃功效的小肉珠，是一道适宜冬季食用的食补菜肴。

原料

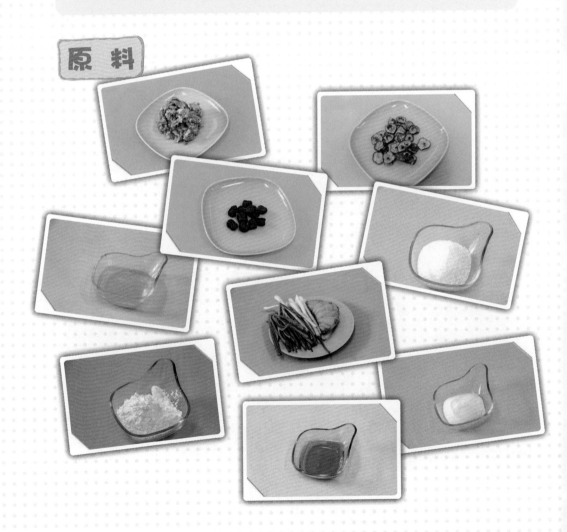

制作过程

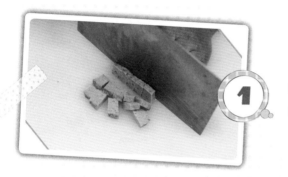

1 猪肉剁碎加鸡蛋制成猪肉胶，烤制成猪肉糕后，切成长方块；

锅中放一勺汤汁，加山楂和红枣，煮出山楂红枣汁； **2**

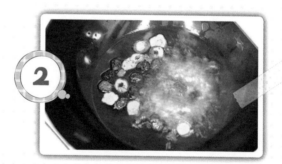

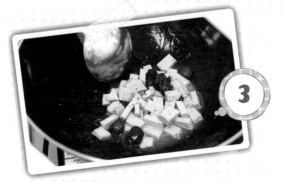

3

在汤汁中加盐、糖，调味后倒入切好的肉块，烧开勾芡即可。

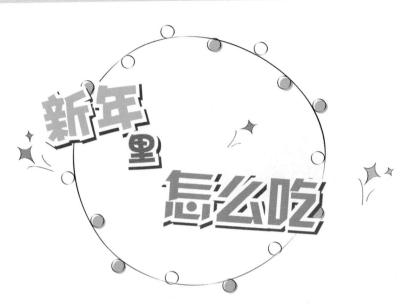

新年里，各种庆祝活动肯定是少不了的，不少宝爸宝妈也在这个时候带着宝贝们在外一个场子接一个场子地赶。那节日里宝宝的饮食有什么要注意的呢？

节日里宝宝们肯定吃好的玩好的，还有什么要注意的呢？去年新年里，荞妈也是各个聚会场合都带着她，可是还没有过完年，小荞就倒下了，最后还被诊断为轻度肺炎。医生的结论是作息混乱、休息不足、免疫力下降。这对荞妈来说简直是血一般的教训。所以各位宝爸宝妈们千万不要小看节日的饮食作息。在节日里我们要做到以下这几点：

生活作息要保证：一到节日，宝贝们的生活作息一定会跟着大人走，一年到头难得的聚会，大人们往往聊得不亦乐乎，宝宝的晚睡一定成了家常便饭，这样作息的混乱，可能导致宝宝免疫力下降，再加上聚会人头攒动，细菌病毒都是难免的，更容易被传染。荞妈建议：如果是晚上的聚会，中午一定让宝宝睡好午觉再出门，保证宝宝的睡眠时间；此外带宝宝去聚会最好分场次，比如全天的聚会宝宝下半场再参加，这样使得宝宝不会太过劳累。

饮食安全不可忘：节日里也存在不少饮食安全隐患。这里建议宝爸宝妈们在饮食的量上也要对宝宝进行一定的控制，小孩子自控能力差，一碰到好吃的就吃个没完，所以到时候还要对宝宝稍加控制，以免造成积食，消化不良！

此外让宝宝在节日里少吃零食，尤其是甜食。糖果一定是节日的主题，所以在出门前爸妈们可以先和宝宝有所约定，不能让她吃太多，要不然会影响正餐进食，更会影响到宝宝的肠胃功能。给宝宝选择零食时也一定不要选圆形小粒的糖果，以免宝宝发生不必要的安全事故。

正餐均衡要保持：平时在家中，肯定每餐都有荤有素，可是在节日中往往荤菜会比较多，这时爸爸妈妈们就要做好宝宝营养守卫者，保持以往的饮食结构，每餐都要有荤有素，切不可宝宝要吃的就吃很多，不要吃的一口也不吃，同时也要切忌给宝宝多吃油腻油炸食物，否则容易让宝宝积食不消化。这里荞妈给大家介绍一款十分适宜节日饮用的冰糖山楂枸杞水。山楂有很好的消油腻的作用，而枸杞则有清肝火的作用，针对节日进食过多，生活作息不规律都是有调理作用的。

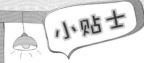

与其给宝宝吃垃圾食品，不如给宝宝选择健康小零食。

坚果类（不适用于坚果过敏宝宝）：小核桃、开心果、核桃仁等这些都富含丰富的不饱和脂肪酸，对大脑发育都很有帮助。但是吃的时候要注意让宝宝在安静环境下吃，以免噎住。

薯类：紫薯、红薯都是不错的选择，它们富含膳食纤维，很好地中和了节日油腻食物中的油脂。

水果：水果富含维生素，而在冬季，梨、柑橘都是不错的水果，可以滋润冬季带来的干燥，对患急慢性气管炎宝宝有疏通经络、消除痰积的功效。

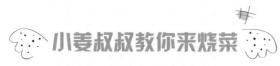

小姜叔叔教你来烧菜

三元及第汤

原料：虾仁 50 克、河鱼肉 50 克、猪肉 50 克、大白菜 150 克、鸡蛋 1 个

调料：盐、料酒、葱姜水、淀粉、鲜汤各适量

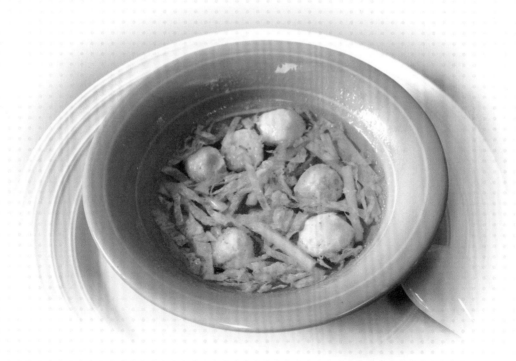

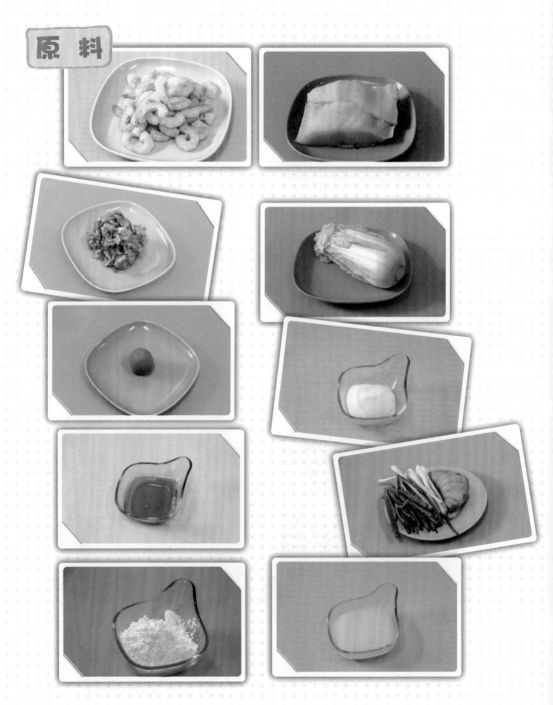

原 料

制作过程

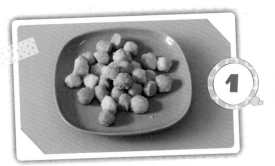

1 将虾仁、河鱼肉、猪肉分别加料酒、葱姜水、盐、干淀粉做成各色圆子；

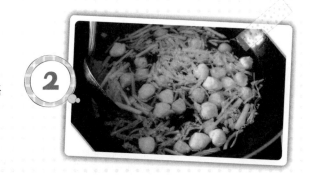

2 白菜切丝，放入鲜汤中，和各色圆子一起煮熟，加盐调味。

营养以及特点

虾仁、河鱼都是富含优质蛋白质的食材，同时还富含钙质，此款汤是一款口味清淡的高营养汤。

小姜叔叔教你来烧菜

红红火火牛肉条

原料：牛肉 100 克、洋葱 50 克，鸡蛋 1 个

调料：番茄酱、盐、糖、食用油、酱油、淀粉各适量

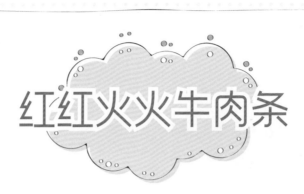

营养以及特点

　　牛肉富含优质铁质，方便人体吸收利用，配以番茄、洋葱等食材更凸显过年红火的喜气。

原 料

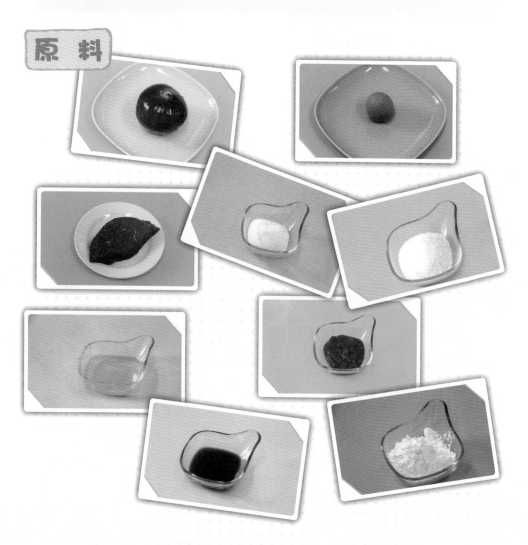

制作过程

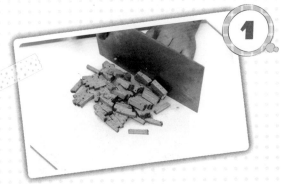

1 牛肉加洋葱一起粉碎后，加入鸡蛋、盐、糖、酱油、淀粉搅拌成牛肉糕，蒸熟后切成细小的条；

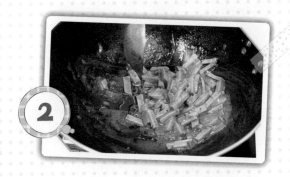

锅中加食用油、洋葱、番茄酱、糖煸炒后加适量水，加盐调味，倒入牛肉条，用水淀粉勾芡后即可。

小姜叔叔教你来烧菜

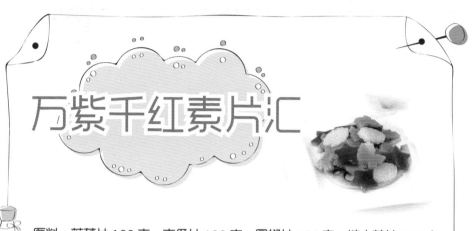

万紫千红素片汇

原料： 莲藕片 100 克、南瓜片 100 克、圆椒片 100 克、淮山药片 100 克

调料： 盐 1.5 克、鲜汤、水淀粉适量、精制油 15 克

营养以及特点

    莲藕具有多种营养素，含蛋白质、维生素 C，能补心健胃、补血养血、强壮筋骨。南瓜是宜粮宜菜的热性宝瓜，富含胡萝卜素，居瓜类之冠；圆椒维生素 C 丰富；淮山药健脾开胃滋补，组合成冬季幼儿暖身健体的素菜。

小贴士

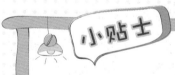

    ● 莲藕生食有清热作用，但加热后有暖补效用。

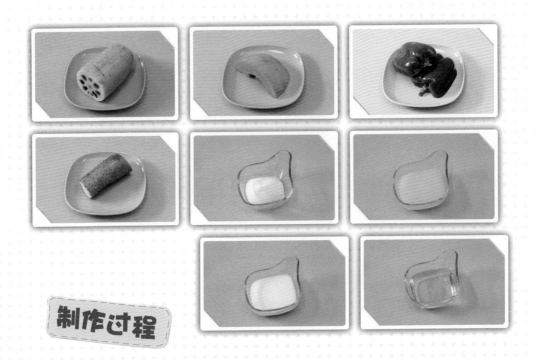

制作过程

1 莲藕、淮山药刨皮切小片，圆椒、南瓜去皮瓤和籽改刀成小片，蘑菇切小片；

2 热炒锅加少量油，放入莲藕片、南瓜片、圆椒片、淮山药片翻炒至熟，加盐、鲜汤、水淀粉勾芡，淋少量麻油即可。

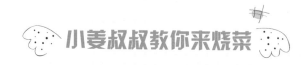

小姜叔叔教你来烧菜

招财进宝月牙蒸饺

原料：富强面粉 250 克、夹心猪肉 150 克、净虾仁 100 克

调料：盐 1 克、酱油、黄酒、糖、鸡精 0.1 克、葱姜汁各少许

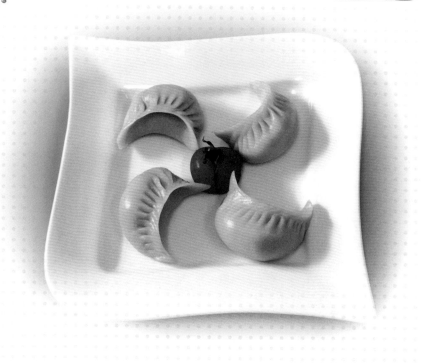

原料

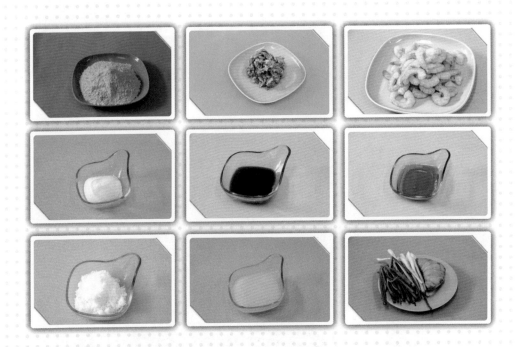

营养以及特点

● 富含蛋白质、钙、维生素 B1、脂肪、碳水化合物。

● 外皮软糯，馅心鲜美。

制作过程

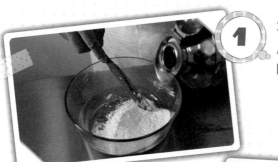

1 将面粉放置于面板上，用近八成开的热水将其拌匀，面团揉至光洁柔软，放置一边；

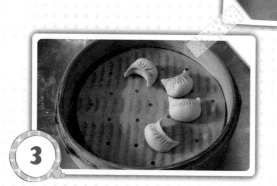

2 将虾仁洗净待用，猪肉剁成茸，在肉中加葱姜汁、盐、酱油、糖、黄酒、鸡精一起拌和上劲，然后拌入虾仁，即成饺馅；

3 将面团搓成长条，摘成每个约 12.5 克的剂子，用擀面杖擀成饺子皮状，包入馅心后收口，捏成花边纹，上笼大火沸水蒸约 15 分即可。

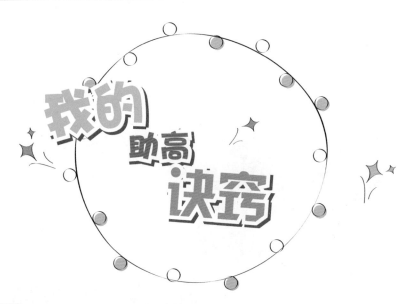

又到了阳光明媚的日子，小荞也进入了第 25 个月了，活泼好动的性格显露无遗，一到了草地上就显现出"风一般女子"的特质，怎么也抓不住。一同抓不住的还有我家小荞的裤子的长短，春季才买的正好的裤子现在已经明显成了九分裤了，看来小家伙是长高了不少，各位宝妈宝爸知道吗？宝宝一年中身高增长不是匀速的，而春季则是最快的季节，世界卫生组织在这一方面也曾有一份报告，指出"儿童的生长速度在一年中并不相同，长得最快的是在 4~5 月份，最高可长 7.3 毫米。长得最慢的是 10 月，只有 3.3 毫米。"

现在就跟大家分享一下我的助高诀窍吧！

● 动植物蛋白质一起吃

蛋白质是组成生命的重要物质，对于宝宝的成长也是十分必需的，比如对于低龄宝宝，一天保证一个鸡蛋两杯牛奶，适量的水产、肉类、豆制品、都是蛋白质的良好来源，此外很多家长可能不知道，蛋白质也有动植物之分，豆类

出生　　　　　　　　　　　25个月　　36个月

就是很好的植物蛋白质来源，动植物蛋白质一同食用有很好的互补作用，可以更好地帮助优质蛋白质的吸收利用。比如我家小荞经常吃的肉糜豆腐煲、蜜汁豆干小肉圆、青豆泥虾仁都是很好的动植物蛋白互补的菜肴。

● 补钙靠食补

钙的补充对宝宝的身高增长也是十分有帮助的，乍一听钙的补充，不少家长第一反应就是钙片或者钙剂，其实我家小荞从小几乎没有吃过任何的补钙药品，不少爸妈想给宝宝吃这些钙剂，可能是因为钙剂的钙含量很高，感觉这对宝宝骨骼增长是很有帮助的，其实大剂量地给宝宝补充钙质，宝宝不易吸收，反而容易产生积石，此外还有不少商家标榜自己的产品钙吸收率高，其实我认为最好的补钙方法就是从天然食物中获取，比如牛奶（配方奶）、海产品等。对于三岁以下的幼儿一天 400 毫升牛奶基本可以满足他的钙需求。

除了钙量的补充，另一个十分重要的方面就是吸收利用，在喝牛奶的时候不要和果汁一起食用，因为容易产生沉积影响钙的吸收，吃海产品的时候不要吃草酸较高的蔬菜比如菠菜、荠菜等，也容易产生草酸钙影响钙的吸收，此外在饮食中还可以搭配蛋黄、内脏等富含维生素 D 的食物和高钙食品一起食用，帮助钙的吸收利用，比如奶香肝糕粒、蜜汁鱼糕等都是很好的钙和维生素 D 搭配的食物。最重要的是要每天保证一定时间的户外活动，阳光中的紫外线不仅有很好的杀菌作用，对于骨骼的生长发育同样有益，因为无论是食物中的维生素 D，还是人体皮肤组织中的维生素 D，只有经过紫外线的照射转化成维生素 D_3，才能被人体吸收。

在作息上，虽然经过一个冬天的"猫冬"了，宝宝们需要适当的户外活动，但是家长们切不要让宝宝过分"劳累"，每天保证充足的睡眠，尤其是夜间的睡眠，对于生长激素的分泌有很好的保证。在户外活动时多做伸展及跳跃运动对宝宝的身高增长也是很有帮助的。

● 不要迷信骨头汤

骨头汤对补钙是几乎没有作用的！人体中 99% 的钙质在骨骼、牙齿中，支持人体的运动和咀嚼能力。因此很多人都认为，如果用骨头熬汤，就能将骨头中含有的钙熬进汤中，通过喝汤就能够达到补钙的效果。其实，一般煲汤都是用水煲而不加任何的酸性调料，汤中不会形成钙沉淀，故汤中的钙含量实际上与水中钙含量接近，其数值并不高。除非将骨头一直熬成骨头渣，连渣一起摄入，因此，普遍意义上的骨头汤中的钙含量，只有牛奶的几十分之一。因此，喝骨头汤能补钙是一个认识误区。

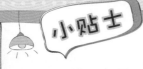

小贴士

每个宝宝的身高和性别、年龄、遗传、体质、增长速度都有关联，所以不存在宝宝 10 个月长到 75 厘米就比长到 70 厘米好这一说法，但是就宝宝个体而言，一年身高增长最低也应该有 4 厘米，如果您家的宝宝一年身高的增长低于 4 厘米，那家长就要引起注意，要带宝宝去医院做进一步的检查。

小姜叔叔教你来烧菜

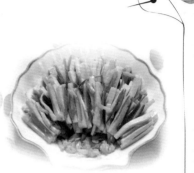

干贝健长蛋丝

原料：鸡蛋 200 克、干贝 20 克、胡萝卜 20 克、青椒 20 克

调料：盐 1.5 克、葱、姜、黄酒、鲜汤、水淀粉各适量

营养以及特点

  干贝蛋白质、钙、铁、磷丰富，鸡蛋含有儿童容易吸收的蛋白质、维生素 A、维生素 D、维生素 B_2 等，青椒维生素 C 含量高，胡萝卜中富含胡萝卜素，组成有利于幼儿健康生长的蛋类美食。

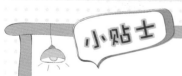

小贴士

 🥄 鸡蛋为中国营养协会推荐的幼儿每日必吃的营养食品，可以选配海参烩蛋柳、番茄炒双色蛋片、锦绣蛋丝等，组合成各种口味、营养全面的鸡蛋佳肴。

 🥄 适合年龄：1.5 岁以上婴幼儿食用。

原料

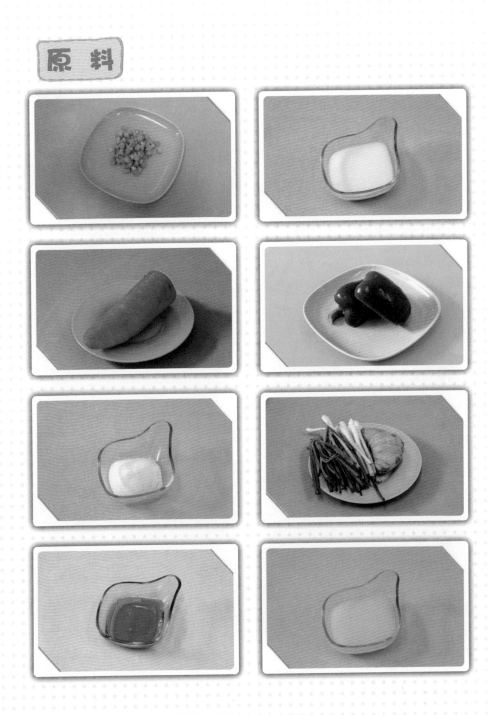

制作过程

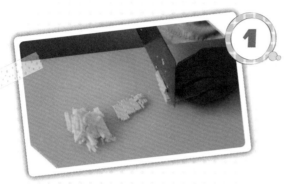

1 将鸡蛋分蛋清、蛋黄打入容器中搅散后,上笼蒸熟,冷却后分别切成丝状。胡萝卜、青椒均切丝待用,干贝放碗中,加入适量水、黄酒、葱、姜上笼蒸至捻出丝状取出;

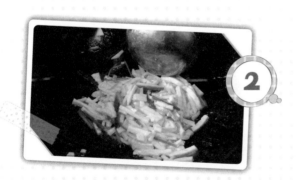

2 取干净炒锅放置炉上,加少许鲜汤、盐、放入蛋丝、青椒丝、胡萝卜丝翻炒片刻,放入干贝丝后,用水淀粉勾芡,淋少许麻油出锅装盆。

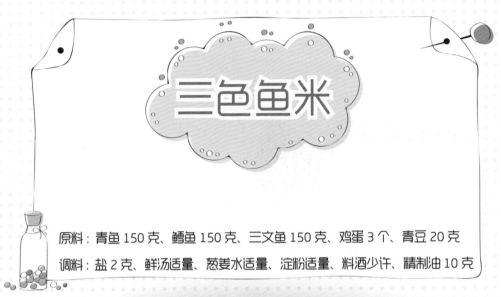

小姜叔叔教你来烧菜

三色鱼米

原料：青鱼 150 克、鳕鱼 150 克、三文鱼 150 克、鸡蛋 3 个、青豆 20 克

调料：盐 2 克、鲜汤适量、葱姜水适量、淀粉适量、料酒少许、精制油 10 克

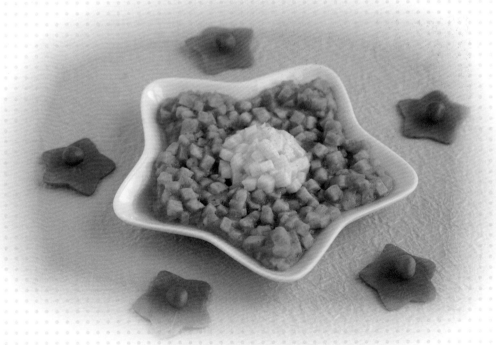

营养以及特点

这道菜肴中含三种不同鱼类，钙质含量天然丰富，尤其是三文鱼中含有丰富的不饱和脂肪酸，对幼儿脑部发育很有帮助，此菜肴有很好的助长健体作用。

小贴士

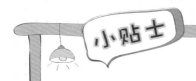 适宜年龄：1岁以上幼儿。

制作过程

1. 青鱼去骨和鱼背上血肉，搅碎，青豆入开水锅煮酥制成泥，将青鱼茸加青豆泥、盐、葱姜水、蛋清、淀粉做成鱼胶蒸熟切成绿色鱼米；

2. 鳕鱼和三文鱼去骨切成鱼米加盐、葱姜水调味加蛋清、淀粉上浆，油锅烧至三成热，将浆好的鳕鱼和三文鱼分别过油至熟；

3. 将三种鱼米在锅中，加汤勾芡、调味装盆即可。

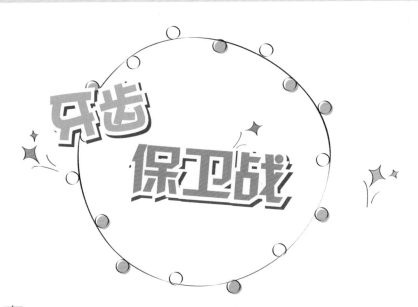

春暖花开，我家小荞妹妹已经 28 个月了，现在她会像个小跟班似的跟着爸爸妈妈走。而且我发现，现在因为会说不少话了，小荞对食物的选择有了很多自己的想法，比如常常指着维生素小熊糖，说"要糖糖"，一开始外婆还会顺着给她，几次以后我发现不对了，小荞每次都要不止一颗糖，而且最"厉害"的是她竟然能把糖都吃完，我常常说："你吃蔬菜的时候怎么没有那么主动啊？"然后笑着把糖罐拿走。

多吃糖的坏处每个宝爸宝妈都知道的，那如何"杜绝"吃糖引发的坏处？除了少吃糖、定时刷牙外、增强牙齿的坚固度也是很重要的，那如何从膳食角度增强牙齿的坚固度呢？

● 补充富含蛋白质的食物

蛋白质对牙齿的形成、发育、钙化、萌出有着重要的作用，它从日常食物中也是比较容易获取的，像动物性蛋白质如蛋类、乳类、鱼类、肉类，都是很好的蛋白质摄入源，此外还有植物性蛋白质如谷类、豆类、干果类。经常摄入这两类蛋白质，可促进牙齿的正常发育。当然现在物质生活水平不断提高，单纯缺乏蛋白质的情况比较少，所以宝爸宝妈在选择时要注意适量，不要盲目求多。

如果蛋白质摄入不足，会造成牙齿排列不齐、牙齿萌出时间延迟及牙周组织病变等现象，而且容易导致龋齿的发生。

● 枸杞、大枣和动物肝脏，增强牙齿抵抗力

中医认为："肾主骨，生髓。齿为骨之余。"研究表明，枸杞子不仅有补益气坚筋骨之效，而且能增强宝宝牙齿抵抗力。

而大枣中提取分离的酸性物质能控制蛀齿菌产生酶，动物肝脏中的铁和锌也能抑制细菌产酸，从而维持口腔的菌系平衡，使宝宝的牙齿有天然的保护层。像枸杞红枣汤、蜜汁鸡鸭肝都是家中比较容易烹饪的健齿菜肴。此外每日摄入适量的乳制品也为牙齿提供了充足的"后勤保障"。

● 多食用"天然牙刷"，清洁牙齿残留物

何为天然牙刷？从字面上来看就是天然食物起到牙刷的作用，由于宝宝不及时刷牙或刷牙不当，口腔中容易有残留物。像芹菜、生胡萝卜等都能起到天然牙刷的作用。原因是这些食物中含有大量的粗纤维，在咀嚼时，粗纤维通过对牙面的机械性摩擦，可以擦去黏附在牙齿表面的细菌和残渣，而且你越费劲咀嚼，就越能刺激唾液腺分泌，达到清洁目的。当然前提是给宝宝提供的生蔬菜都是符合食用标准的。

● 多食坚果粗粮、强健牙齿、巩固牙釉质

使宝宝拥有坚固的牙齿是每一个爸妈的愿望，就像广告里说的那样，"想吃就吃"。现在不少宝宝到5~6岁换牙的时候都是双排牙，这里原因有很多，除了因为孩子摄入营养过于丰富引起牙齿早萌出外，平时吃得过于精细化也是孩子

容易生双排牙的一个诱因，如何改善这一问题呢？只有一个办法，就是多用乳牙，让孩子多吃坚果、有一定硬度的粗粮等食物。当然这里也要提醒爸妈们，在孩子吃这些食物的时候一定让他们坐好，吃完最后一口才离开餐桌，以免发生食物误入气管。

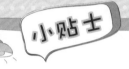

小贴士

苹果中的果酸和一些抗氧化物质，具有杀菌的作用。在嘴里嚼10分钟苹果，可以把口腔内90%的细菌都杀死，因此可以用来清洁口腔。

小姜叔叔教你来烧菜

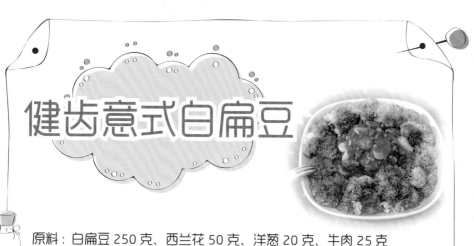

健齿意式白扁豆

原料：白扁豆 250 克、西兰花 50 克、洋葱 20 克、牛肉 25 克

调料：橄榄油 15 克、番茄酱 15 克、盐 1.5 克、糖 10 克、鲜奶适量

营养以及特点

　　白扁豆为富含优质植物蛋白和钙、铁、磷等的豆类食品，具有健脾开胃的功效，洋葱杀菌，西兰花中胡萝卜素、维生素C含量高，有促进钙、铁吸收的作用。牛肉为优质动物蛋白中促进幼儿增长的特效食品，组合成为动植物蛋白搭配，营养互补的健体强身和促进牙齿生长的幼儿食品。

小贴士

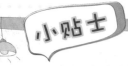

　　白扁豆营养全面，四季皆宜，是幼儿常食的豆类，有烧汤、拌通心面等多种食用方法。

　　特点：中菜，西式烹制法，利用中菜制作法，加入一些西式的调味法，使其符合中国幼儿的食用方式。

原料

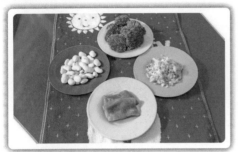
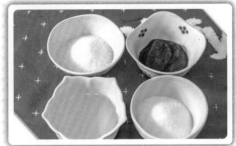

制作过程

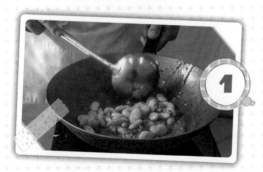

白扁豆用水泡软，加水上笼蒸酥取出，牛肉切末，洋葱切碎末，西兰花改刀成小块状。炒锅中加少许橄榄油，放洋葱煸香，加入番茄酱、牛肉末，煸炒至熟，加少许鲜奶、盐、糖烧开后，放入白扁豆，烧开收浓汤汁，出锅盛于盘中；

炒锅洗净放入水烧开后，放入西兰花，焯水至熟，捞出后，放入橄榄油、盐、拌匀入味，将西兰花摆放于白扁豆四周即可。

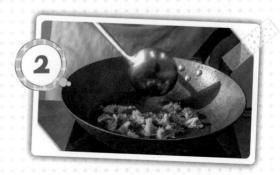

132

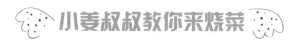

小姜叔叔教你来烧菜

鲜贝热烩利牙海带结

原料：水发海带结 300 克、鲜贝 100 克、红圆椒 20 克

调料：油 10 克、盐 1.5 克、糖 4 克、鲜汤、生粉适量

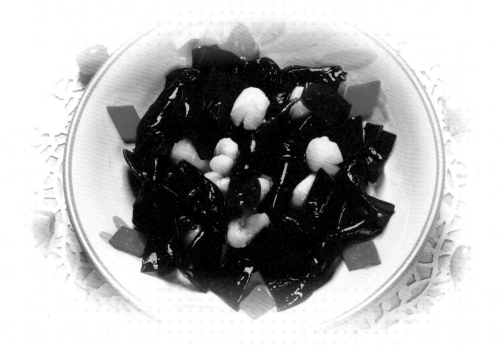

营养以及特点

海带含大量的粗纤维和钙、磷、铁、氟等十多种矿物元素，是碘的仓库。又含胡萝卜素。鲜贝富含蛋白质和钙质，红圆椒维生素C丰富，促进铁、钙的吸收。组合成健齿利牙的特色菜。

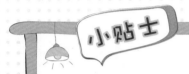

小贴士

🥚 适合年龄：2岁以上幼儿。

制作过程

① 将鲜贝洗净吸干水分加少量盐、蛋清拌透再加适量生粉拌匀。海带节放鲜汤中煮熟；红圆椒去籽改刀成片；

② 炒锅烧热加少量油将鲜贝炒熟，再加入海带结、圆椒片一并烧开，用生粉勾芡，淋数滴香油出锅即可。

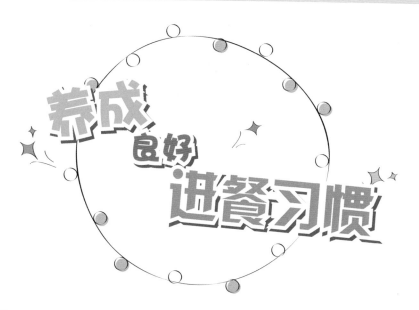

养成良好进餐习惯

——转眼我家小荞进入 29 个月了，现在是家里的小人精，不但话越来越多，还学会了"告状"。有时遇到不如意的事情就会去找自己的"保护伞"，这个时候家里人的教育统一就十分地重要了。虽然外婆在这方面一直很支持我，但是在吃饭看电视这件事情上我们出现了一些"矛盾"。

虽然小荞很早就会自己吃饭了，但是有时候会吃得身上衣服上一塌糊涂，有时也可能吃得比较慢，饭菜冷掉，因为怕她吃得不舒服，外婆在家经常要喂她吃饭，但是小荞没有事情干，吃饭就不老实了，为了让她好好地坐定吃饭，外婆就让她吃饭的时候看会动画片，一开始有动画片的吸引，小荞吃饭一口接一口，很"顺利"。可是时间长了，我发现小荞开始含饭了。一口饭往往要在嘴里含很久才吞下去，有时因为含久了饭没有了味道，她还会吐出来。

外婆一开始以为她不舒服了，或者菜肴不合口味，不停地找原因做改进。有一次我实在"忍无可忍"了，就把动画片关了，我原本以为小荞会"大哭大闹"，正做好和她"斗争"的准备，突然发现她自己乖乖地把饭咽下去，我又帮忙喂了一口，她也很快就咽下去了。从这可以看出含饭的主要原因就是看动画片吸引她了，让她从主动进食转化成了被动进食。

其实被动进食不单单是会养成含饭这种坏习惯，因为注意力的分散，整个消化系统得不到工作的信号，还会影响宝宝的消化吸收，家长在剥夺孩子餐具的同时也剥夺了孩子很多能力的培养。

孩子学习独立吃饭的过程，除了吃饭本身，还会学到很多的其他东西：用小手抓面条，能感受面条的质地，有助于触觉的发展；握住小勺往嘴里送食物，练习手眼协调，体会动作与结果的直接关系。在这些成人眼中微不足道的动作中，孩子感受到新奇与兴奋，还有成就感。正是这些美好的感觉，促使他们更积极地去探索世界。

通过关动画片这个事情我及时和外婆进行了沟通，外婆也表示愿意配合，为了"配合"外婆超级爱干净这一习惯，我特意买了一些大张的塑料野餐垫子。先在地上铺上垫子，然后再放上小荞的宝宝椅，让小荞坐在上面自己吃饭，在小荞的餐具上我也重新配置，比如用可吸附式的碗和盘，方便固定在小荞的宝宝餐桌上，用反穿衣和大围兜防止衣服弄脏。

万事具备，可以让小荞自己开吃了。第一天我特意让小荞坐在我的边上，一来让她远离"保护伞"外婆，二来我也可以及时给她一定的帮助。小荞原本就会用勺吃，基本功还是不错的，再加上菜肴比较对胃口，第一次的尝试很是顺利。

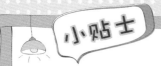

在宝宝自己吃饭这件事情上，还要抛开形式上的"儿童优先"，家长美美地吃上几口，不仅给孩子一个好的进餐榜样，而且还会唤起孩子想吃的愿望。当吃饭变成了孩子很主动的一件事，不仅有利于健康，还有利于他今后对美味的欣赏。

小姜叔叔教你来烧菜

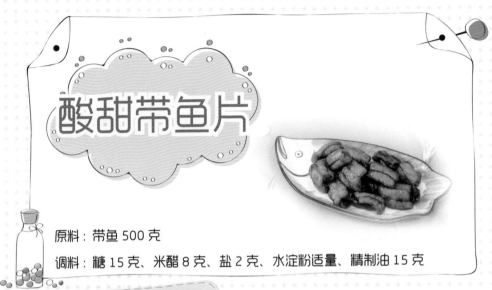

酸甜带鱼片

原料：带鱼 500 克

调料：糖 15 克、米醋 8 克、盐 2 克、水淀粉适量、精制油 15 克

营养以及特点

带鱼的脂肪含量高于一般鱼类，且多为不饱和脂肪酸，具有降低胆固醇和健脑强身的作用。

小贴士

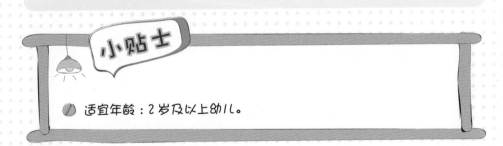

适宜年龄：2 岁及以上幼儿。

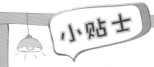

多吃海鱼可以防治动脉硬化、心血管的疾病，形成健康的食物结构，有利于幼儿一生的健康。可海鱼肉质比较松，不适合像之前做成鱼糕那样给低龄幼儿食用，如果将海鱼按成人食用做法制作，再由家长拆肉给幼儿吃的话，又破坏了食物的形态，不利于儿童养成良好的饮食习惯。

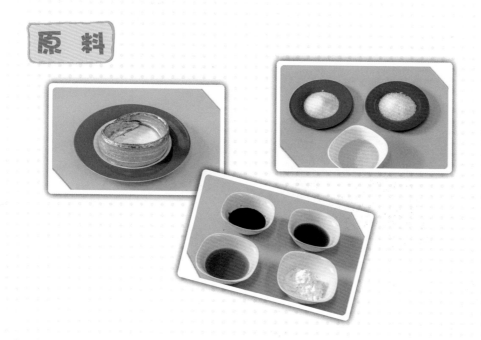

制作过程

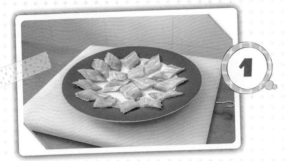

1 将带鱼去骨切成菱形片，撒少许干粉；

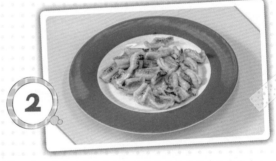

开油锅炸熟带鱼片，取出； 2

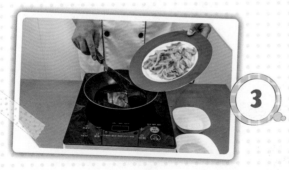

3 锅中放入少许汤汁，加入醋、糖、盐调味成糖醋汁，放入带鱼略烧水淀粉勾芡即可。

小姜叔叔教你来烧菜

四喜蒸饺

原料: 富强面粉 250 克、夹心猪肉 150 克、净虾仁 100 克、胡萝卜 50 克、芹菜 50 克、鸡蛋 1 个、水发木耳 50 克

调料: 盐、黄酒、糖、葱姜汁、麻油、生抽各少许

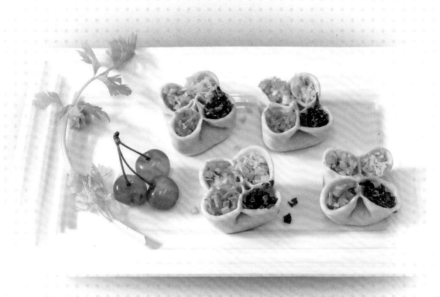

原 料

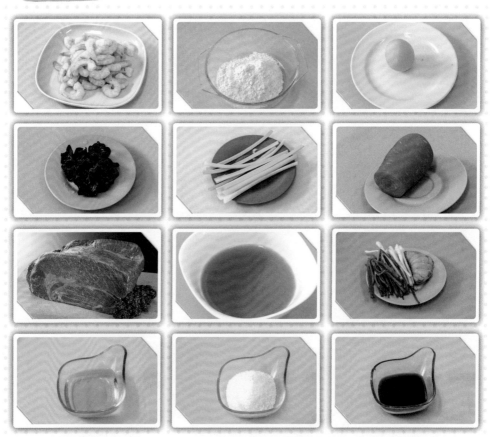

制作过程

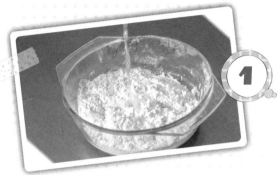

1 盆中放面粉，倒入开水搅拌，揉成面团后盖上盖子，醒 15 分钟左右；

将虾仁洗净待用，猪肉剁成茸，在肉中加葱姜汁、盐、酱油、糖、黄酒、一起拌和上劲，然后拌入虾仁，即成饺馅；

2

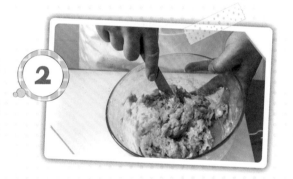

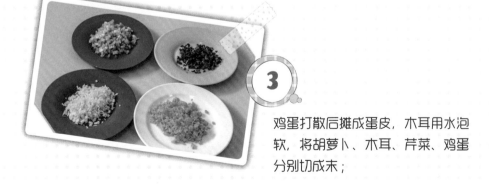

3

鸡蛋打散后摊成蛋皮，木耳用水泡软，将胡萝卜、木耳、芹菜、鸡蛋分别切成末；

将醒发好的面团取出，分成若干份，取其中一份擀圆，包入肉馅，将两边中间相对捏好，再将另两边的中间相对捏好，将露出来的口撑大，四边撑开，露出里面的肉馅；

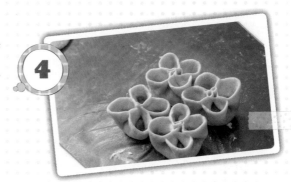

4

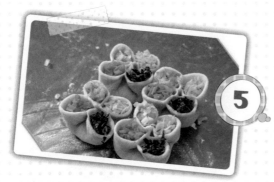

5

捏好样子后，装入四种不同颜色的馅料，底部放胡萝卜片，上面放蒸饺，盖上盖蒸 10 分钟左右即可。

营养以及特点

此款点心荤素搭配，营养均衡全面，外形可人，是一款适宜幼儿食用的营养点心。

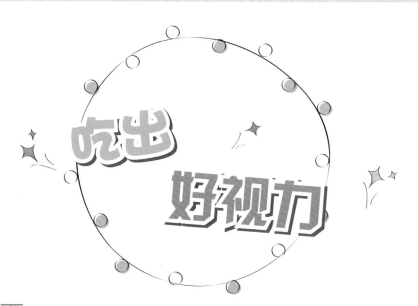

夏天将至，小荞在室内活动的时间也随之增加了，在家看动画片无疑成为了室内活动中"不可缺少"的一部分。虽然多看电视的诸多坏处我可以倒背如流，可不得不承认，我也是一个动画迷，我也曾经追着《花仙子》《聪明的一休》不肯罢休。所以对于小荞，我在理解她的基础上往往会"网开一面"。

当然，我也有我的护眼妙招。除了规定好小荞看电视的频率及时间（一天最多2次，每次不超过半小时），以及看电视的安全距离（一般为电视屏对角线长的5~7倍）之外，我会在饮食下功夫，保护好小荞的视力。

● 少给小荞吃甜食

甜食消化后，会在血液中产生大量的酸性代谢物质，中和血液中的钙镁离子，造成血钙下降。缺钙会影响巩膜功能，使眼球壁弹性降低，眼轴伸长，最终导致宝宝近视。

其实每个宝宝对于甜食的诱惑都是没有办法抵抗的，如何让她少吃呢？我

出生　　　　　　　　　　30个月　　36个月

觉得最好的办法就是大人以身作则，不在孩子面前吃过多的糖果，这样孩子会觉得大人和自己是一样的，自己不是被单独化的，我给我家小荞定的是每天1~2颗糖，适度的甜蜜也是很有必要的。

● 让小荞多吃富含维生素 B₂ 的食品

宝宝缺乏维生素 B₂ 时，眼睛怕光、流泪、发痒，有烧灼感，导致视觉疲劳，久而久之形成近视。富含维生素 B₂ 的食品有：动物心脏和肝脏、瘦肉、蛋、乳、多种绿叶蔬菜和酵母等。尽管食物品种有很多，但是很多都是在动物内脏里，所以我一般一周会给小荞吃一次内脏食物，比如鸡鸭血汤、鸡心、鸭肝片，都是不错的选择，可能由于从小吃的原因，小荞对于内脏类食物没有排斥，进食还是很愉快的。

● 让小荞多吃含铬的食品

铬是人体必需的微量元素之一。宝宝体内缺铬时，就容易形成近视。含铬食品有：多种豆类、海产品、肝、瘦肉等。铬的最好来源是肉类，是生物有效性高的铬的来源，此外干酪也是铬的一个很重要的来源，所以除了每天定量的牛奶外，我还为小荞一周补充一次奶酪。对于不爱喝奶的宝宝，家长可以考虑适当多一些奶酪的摄入以弥补牛奶缺乏的不足。

● 常买蓝莓

蓝莓中含有一种特殊色素，这是一种天然的抗氧化剂，对于经常感觉眼睛疲劳、夜间视力不良，有着不错的保养功效。此外，从野生蓝莓萃取的花青素常被用于近视者的视力保护，有防止视力恶化之用。我家小荞对于蓝莓还是很喜爱的，但是还是要考虑到量的适度，一般建议一周 1~2 次，一次 10~15 粒左右。

除了蓝莓外，还有紫甘蓝、黑枸杞、黑提、紫薯等都是富含花青素的食物。

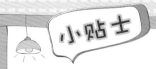

小贴士

- 老牌护眼食物胡萝卜富含维生素A，对促进视力发育及预防夜盲症有很好的作用。

- 很多宝宝不喜欢胡萝卜的特殊气味，这里给大家一个小秘诀：胡萝卜和肉汤一起煮，胡萝卜不但没有了怪味，由于肉汤的渗入，胡萝卜的口感还更鲜甜，同时肉汤的脂类能帮助胡萝卜维生素A的吸收利用。

- 此外还可以考虑将胡萝卜煮熟加糖制成泥，做成包子的馅心。

小姜叔叔教你来烧菜

香卤护眼心肝

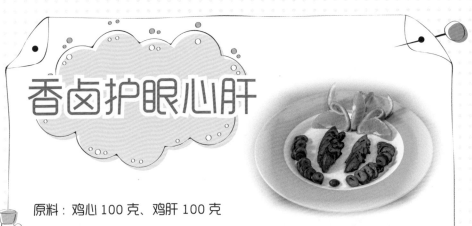

原料：鸡心 100 克、鸡肝 100 克

调料：酱油 12 克、盐 1.5 克、白糖 10 克，葱段、姜片、茴香、香叶、桂皮、黄酒适量

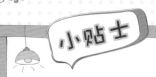

小贴士

- 动物内脏营养丰富，但幼儿不宜过多食用。每周 1 次，每次 50 克最合适。

- 食用动物内脏必须熟透。一些饭店现在流行带血丝的肝脏，认为吃起来更嫩。这种吃法是很危险的，没有熟透的内脏很可能有毒素的残留，甚至引起中毒。烹调方式上，采用长时间高温高热焖煮的方法要比爆炒来得更安全。

- 适合年龄：2 岁及以上幼儿。

营养以及特点

● 鸡心、鸡肝蛋白质丰富、含少量脂肪、碳水化合物和维生素 A、维生素 B$_1$、B$_2$，尤其是鸡肝中的维生素 A 为猪肝的 6 倍，对幼儿有补肝益肾、明目养心、补血健身，有促进幼儿生长发育的作用。

● 动物内脏含有丰富丰富的铁、维生素 A、维生素 B$_2$ 等营养成分，是儿童生长必不可少的营养素，可是内脏腥味重，口感比较干硬，很多孩子都不爱吃。，随着宝宝不断长大，自身能力不断提高，那么我们也要制作适合他们的菜肴，这样能更好地提高他们的进餐能力。

原　料

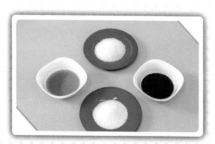

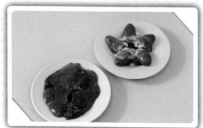

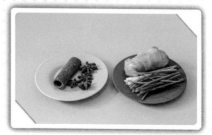

制作过程

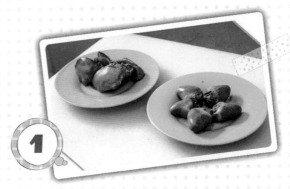

将鸡心、鸡肝去除杂质洗净。取一锅开水，放少许黄酒，放入鸡心、鸡肝焯尽血污，捞出洗净待用；

1

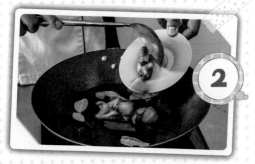

2

锅中重新放入适量水，将葱、姜、茴香、香叶、桂皮放入，大火烧开，煮出香味，放入鸡心、鸡肝，再加入适量黄酒、酱油、盐和白糖，大火烧开后用小火焖烧约10分钟，将锅离火，待其冷却后，取出鸡心、鸡肝切片食用。

小姜叔叔教你来烧菜

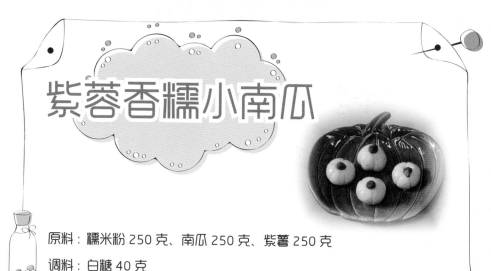

紫蓉香糯小南瓜

原料：糯米粉 250 克、南瓜 250 克、紫薯 250 克

调料：白糖 40 克

营养以及特点

　　紫薯含丰富的花青素，对宝宝的视力发育有很好的辅助作用，配以南瓜的补中益气作用，是一道养目益气的点心。

原料

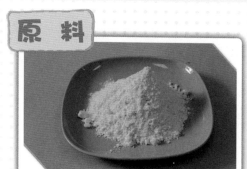

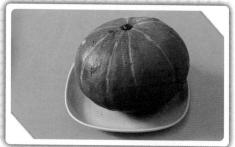

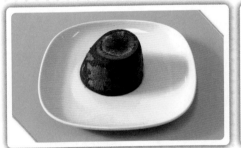

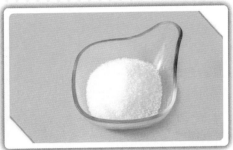

制作过程

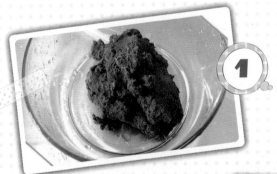

1 将紫薯蒸酥，加糖、奶粉、食用油，炒制成紫薯泥馅心；

南瓜去皮去籽，煮烂后与糯米粉揉制成面团，将面团下剂，包入紫薯馅心，并用工具压制成南瓜造型，上笼蒸 5 分钟即可。

2

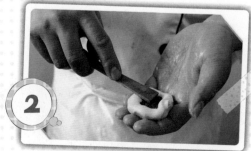

152

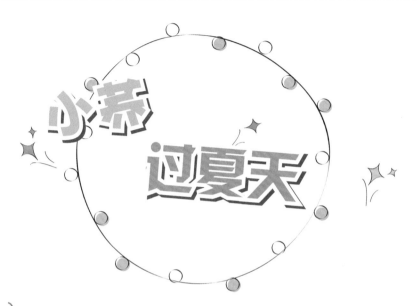

小荞
过夏天

　　入夏以来，小荞的胃口不如以前好了，又常常玩得忘记喝水，还爱上了吃冷饮。除了给她多添加苦味食物、健脾胃食物以及有酸味的食物开胃之外，我还严格执行了三条措施，帮助她安然度过盛夏。

　　● 爱吃冷饮？只能半根！

　　很少有宝宝能抵挡住冷饮的诱惑，尤其是在炎炎夏日。并不是说宝宝一定得禁食冷饮，而是适量适度十分重要。冷饮含有过多的食品添加剂，除了热量外没有其他有益的营养成分，吃得过多会冲淡宝宝的胃液，并刺激肠道，使之蠕动亢进，缩短食物在小肠内停留的时间，影响宝宝对食物中营养成分的吸收。

　　所以，每当小荞两眼冒星星地看着冷饮时，我便告诉她："冷饮不能天天吃，多吃要肚子不舒服的，最多两天吃一次！"

　　● 不爱喝水？多吃冬瓜！

　　夏季气温高，人体丢失的水分比其他季节要多，必须及时补充。可是，小荞对白开水无感，一旦玩疯了更会忘记喝水。怎么办呢？给小荞多吃冬瓜！

夏季正是瓜类蔬菜的上市旺季，它们的共同特点是含水量都在 90% 以上。而蔬菜中的水分，是经过多层生物膜过滤的天然、洁净、营养且具有生物活性的水，是任何工厂生产的饮用水所无法比拟的。冬瓜的含水量居众菜之冠，高达 96%，其次是黄瓜、金瓜、丝瓜、佛手瓜等。吃了 500 克的冬瓜，就等于喝了 450 毫升高质量的水。此外，冬瓜还有去湿利尿的作用，在夏季尤为适合给宝宝食用。

冬瓜的菜肴其实在家庭中很容易烹饪，比如冬瓜小排汤、冬瓜烩开洋、冬瓜肉片烩黑木耳等都是些荤素搭配、营养均衡的菜肴，而且还十分有利于宝宝的水分摄入。

●胃口差点？七分饱就行！

入夏后，许多人的胃口都会不如从前，这是很正常的现象。但是和其他长辈一样，如果小荞少吃了点，外婆就会显得十分焦虑。其实，在不同的节气有不同的饮食特点。夏季饮食本来就不宜过饱，而幼儿的消化力较弱，强迫进食，只会使脾胃受损，导致胃病。而如果吃到七分饱，那么下一顿的食欲就会继续增强。因此，每当小荞说"不吃了"的时候，我掂量着她的进食量，如已经有往常的六七分，就允许她放下筷子玩去了。等到下一顿饭来临时，她自然会高高兴兴地坐上小餐桌。

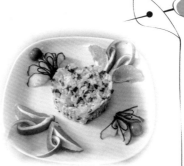

小姜叔叔教你来烧菜

夏日荤素炒饭

原料：大米饭 350 克、黄瓜 100 克、土豆 100 克、香菇（水发）50 克、
猪肉 100 克

调料：精制油 15 克、盐 3 克、鸡蛋 1 个、鲜汤适量、葱花少许

营养以及特点

热量丰富，荤素搭配。色泽艳丽，清爽可口。

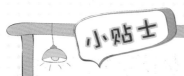

🔘 若配上三丝鲜汤：胡萝卜丝、青椒丝、蛋白丝，即成营养齐全
的夏日营养套餐。

🔘 适合 2 周岁以上幼儿食用。

原料

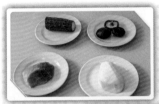
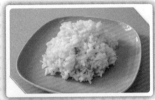

制作过程

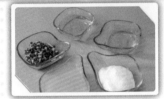

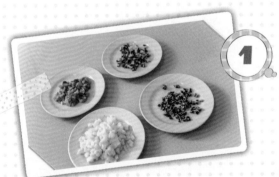

1 将黄瓜、土豆分别洗净切成丁，猪肉、香菇切成小丁，猪肉中加入盐、淀粉上浆；

在炒锅中放少许油烧热，放入肉丁煸炒，加黄酒及少许鲜汤，用中小火焖烧至肉丁酥烂，加入土豆、香菇烧煮至土豆酥烂，加入葱花、黄瓜丁、新鲜大米饭、盐一起翻炒即可。

2
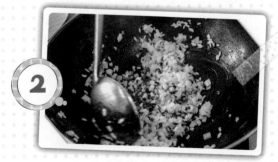

小姜叔叔教你来烧菜

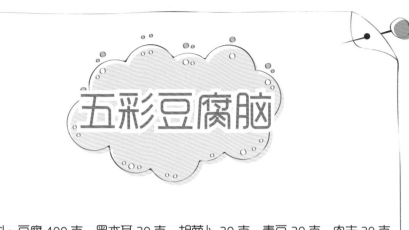

五彩豆腐脑

原料：豆腐 400 克、黑木耳 20 克、胡萝卜 20 克、青豆 20 克、肉末 20 克

调料：盐 2 克、鲜汤适量、水淀粉适量、精制油 10 克、麻油少许

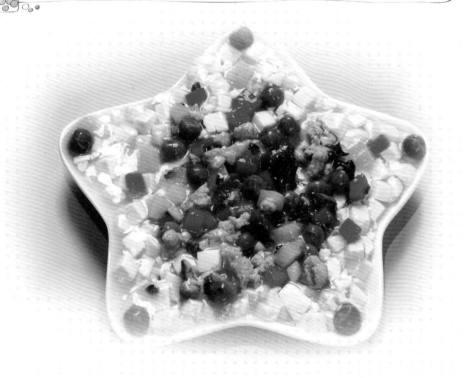

营养以及特点

　　木耳中铁的含量极为丰富，胡萝卜含有大量胡萝卜素，有补肝明目的作用。

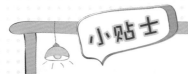

小贴士

　　💊 适宜年龄：2岁以上幼儿。

制作过程

① 黑木耳泡发切碎，胡萝卜切成小粒；

② 放少量油煸炒肉糜、胡萝卜加适量鲜汤烧开；

③ 放入豆腐、青豆、黑木耳搅开，加少许盐调味烧开，水淀粉勾芡后滴上少许麻油即可。

小姜叔叔教你来烧菜

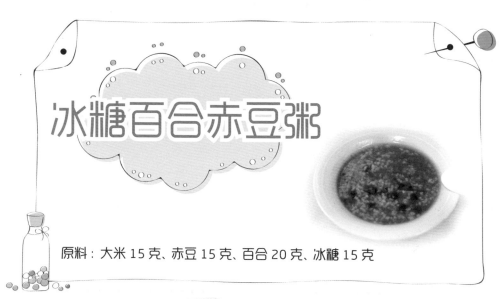

冰糖百合赤豆粥

原料：大米 15 克、赤豆 15 克、百合 20 克、冰糖 15 克

营养以及特点

　　炎炎夏日幼儿容易生湿气，这款百合赤豆粥有很好的清热解暑祛湿作用，十分推荐在夏日食用。

原 料

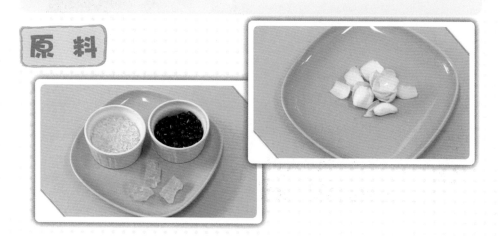

制作过程

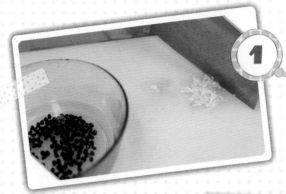

1 赤豆烧烂后放入清水中浸泡，百合切碎；

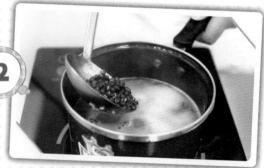

2 将大米淘洗，放入水锅中烧开后加入浸泡好的赤豆；

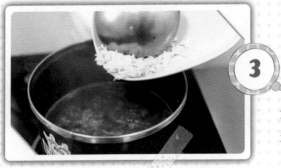

3 将米和赤豆煮成粥后加百合，煮5分钟后加冰糖溶化即可。

小姜叔叔教你来烧菜

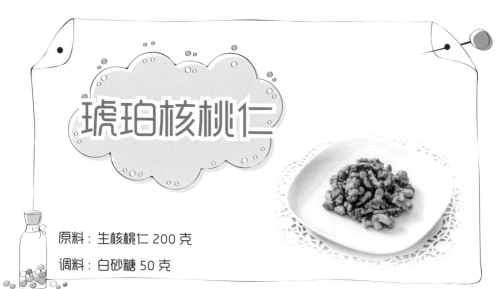

琥珀核桃仁

原料：生核桃仁 200 克

调料：白砂糖 50 克

营养以及特点

核桃仁含有较多的蛋白质及人体营养必需的不饱和脂肪酸，这些成分皆为大脑组织细胞代谢的重要物质，能滋养脑细胞，增强脑功能。

小贴士

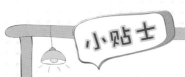

如果加入松仁、腰果等硬果食物，品种更丰富，营养更充足。

适合年龄：2 岁以上幼儿。

原　料

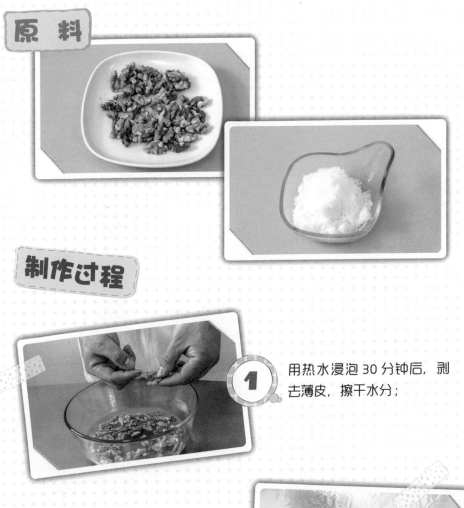

制作过程

1 用热水浸泡30分钟后，剥去薄皮，擦干水分；

2 将白砂糖加水熬成糖油，与核桃仁充分拌匀，平铺在锡纸上。烤箱上下火120℃烤15分钟即可（如果糖油还没有完全裹在核桃仁上变稠，再继续烤）。

162

小姜叔叔教你来烧菜

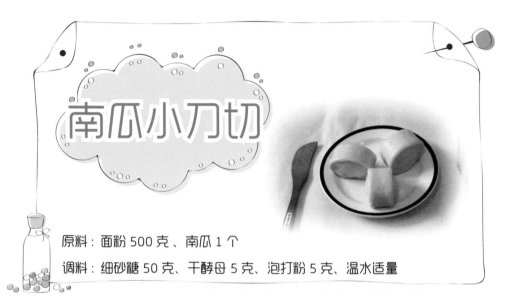

南瓜小刀切

原料：面粉 500 克、南瓜 1 个

调料：细砂糖 50 克、干酵母 5 克、泡打粉 5 克、温水适量

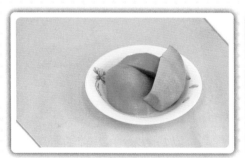

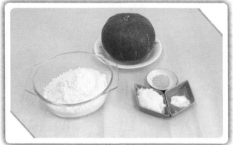

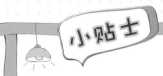

小贴士

- 这里给出的面粉、细砂糖、干酵母和泡打粉的用量是基本比例，家长可以根据面粉的用量增减其他配料的用量。
- 在冬季，温度比较低的情况下，可适量增加干酵母和泡打粉的用量，但不宜超过每500克面粉配各10克的用量。
- 可在面粉中加适量奶粉，或用牛奶代替温水，让成品具有奶香味，以增加口感。
- 幼儿的早餐，碳水化合物是不可缺少的，其中，各类馒头、包子、面包是必不可少的食物。可是，现在很多家长都担心购买的馒头、包子中可能含有增白剂、防腐剂等一系列添加剂，会给宝宝造成不良的影响，那么家长们是否可以自己动手做一点简单、安全又健康的点心给宝宝食用呢？

制作过程

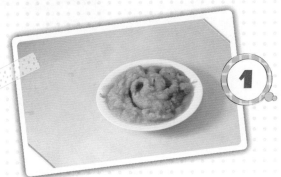

1 南瓜去皮、去籽，切成小块，蒸（或煮）烂，冷却后粉碎成南瓜泥备用；

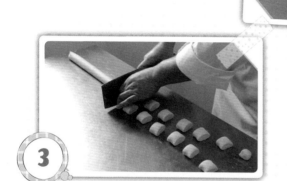

②

取一个容器，将面粉、细砂糖、干酵母、泡打粉混合后加入适量南瓜泥和温水，揉成面团，静置 5 分钟后再将面团轻轻揉至表面光滑；

③

将揉好的面团再静置 5 分钟左右，摸上去手感松软且有弹性时，搓成长条，用刀切成大小适中的面坯；

将切好的面坯放入笼屉中醒发至松软，用沸水蒸 10~12 分钟即可。

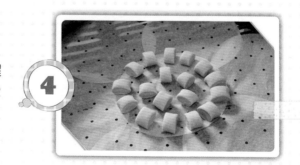

④

小姜叔叔教你来烧菜

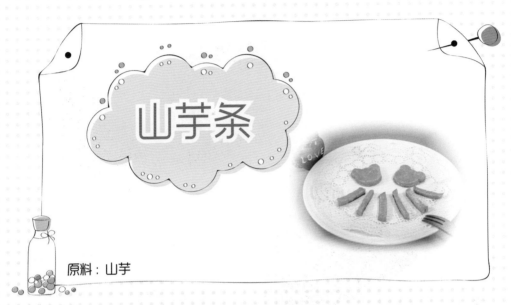

山芋条

原料：山芋

营养以及特点

山芋富含膳食纤维，对容易便秘的幼儿有很好的食疗功效。

小贴士

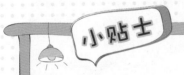

烤制之前，用少许食用油将加工好的山芋拌一下，成品口感会更好。

原　料

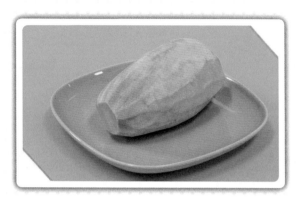

制作过程

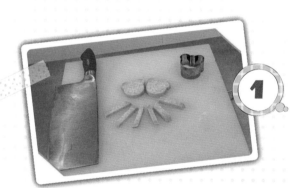

1 山芋去皮，切条或切片后用模具压出各种造型；

2 将加工好的山芋蒸或烤熟。

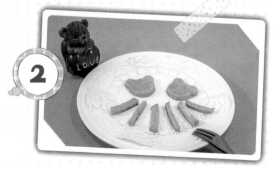

小姜叔叔教你来烧菜

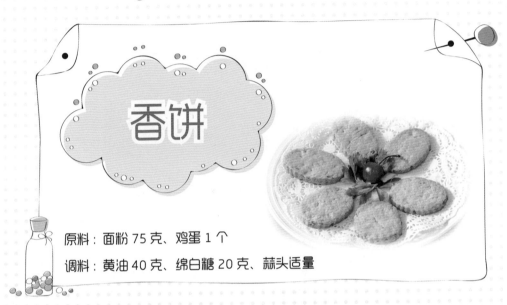

香饼

原料：面粉 75 克、鸡蛋 1 个

调料：黄油 40 克、绵白糖 20 克、蒜头适量

营养以及特点

　　大蒜有很好的抗病毒和提高免疫作用，经常给幼儿食用，有很好的预防上呼吸道疾病作用，此款点心很好地遮盖了大蒜的辛辣味，是一款适宜幼儿食用的方便小食。

原料

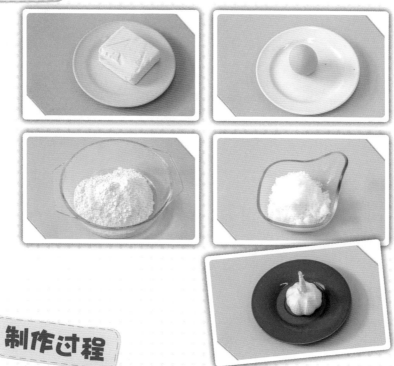

制作过程

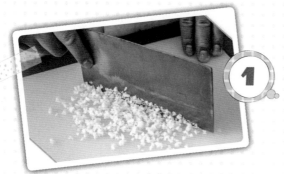

1 蒜头去皮，剁成蒜泥备用；

黄油自然软化，加绵白糖搅拌
起泡，分两次加入鸡蛋，制
成混合物；

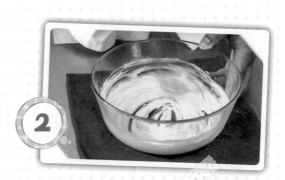

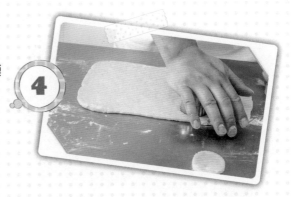

面粉过筛后倒入混合物，，加入蒜泥，
用面铲轻轻翻拌均匀，制成面团；

将面团擀开，用刀切或用模
具压制成各种造型，入烤箱，
180℃烤熟（10分钟左右）。

小姜叔叔教你来烧菜

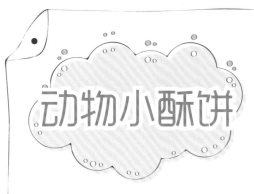

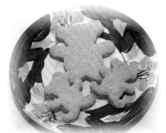

原料：面粉 250 克、鸡蛋 75 克

调料：黄油 125 克、细糖 75 克

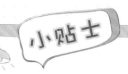

小贴士

🔩 可在面坯上放一些坚果或用色拉酱、巧克力酱裱上面部五官或者花纹作为点缀。

🔩 随着食品安全问题的不断曝光，很多家长都在宝宝食物选择上十分小心，尤其是在挑选饼干、蛋糕等会用添加剂的食物上格外上心，生怕为宝宝选错了食物，损害健康。

🔩 爸爸妈妈有没有想过，可以自己动手为宝宝制作一些既安全放心，又美味可口，更富含家庭温暖的小点心呢？在操作过程中还可以让宝宝来帮帮忙，应该是一次不错的亲子互动体验哦。

原料

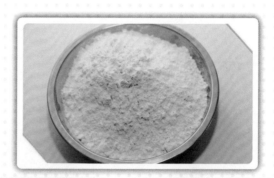

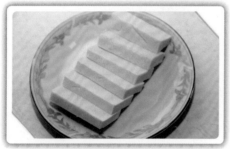

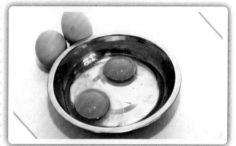

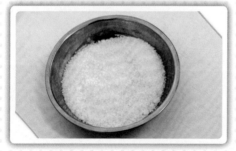

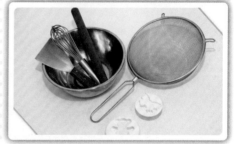

营养以及特点

此道点心奶香浓郁，造型可爱，富含热量，十分适宜体重偏轻幼儿作为点心食用，有补充能量的作用。

制作过程

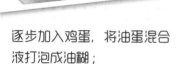

1 将奶油自然解冻、软化后放入容器中加入细糖，用搅拌器打松；

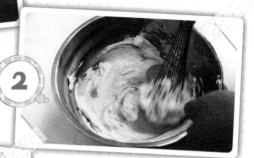

逐步加入鸡蛋，将油蛋混合液打泡成油糊；

2

3 加入过筛的面粉，用面铲将面粉和油糊轻轻地翻拌均匀，制成混酥面团；

用擀面杖将面团擀压成 3 毫米左右厚度的面皮，用动物模具压制出面坯；

4

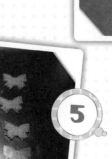

5 烤箱预热 180℃，放入放置面坯的烤盘，烘烤 8~10 分钟，待颜色至淡金黄色即可。

小姜叔叔教你来烧菜

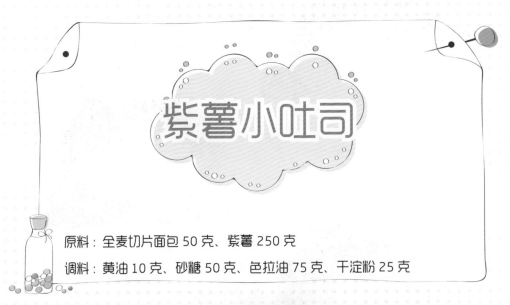

紫薯小吐司

原料：全麦切片面包 50 克、紫薯 250 克

调料：黄油 10 克、砂糖 50 克、色拉油 75 克、干淀粉 25 克

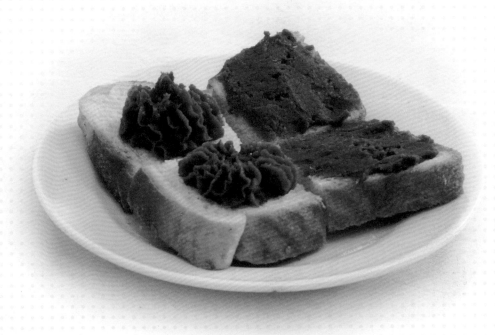

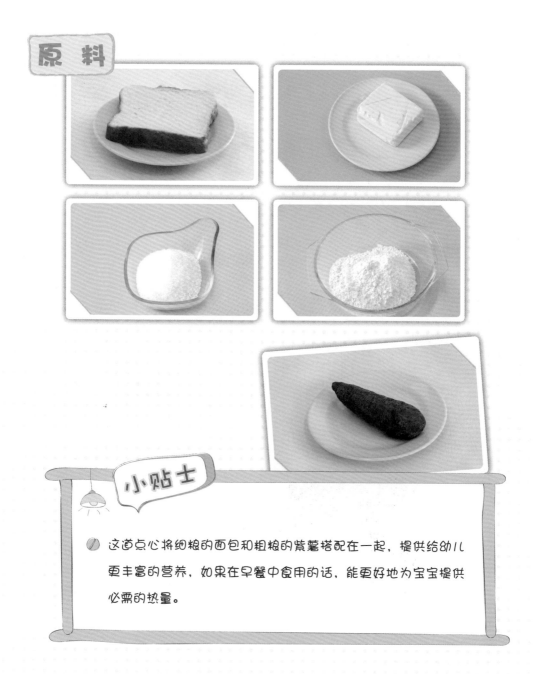

原料

小贴士

🍪 这道点心将细粮的面包和粗粮的紫薯搭配在一起，提供给幼儿更丰富的营养，如果在早餐中食用的话，能更好地为宝宝提供必需的热量。

制作过程

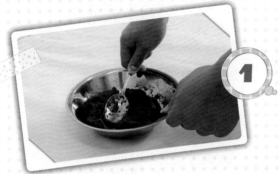

1 将紫薯去皮，切成小块，蒸至酥烂，碾成泥状，然后用色拉油、糖、干淀粉炒制成黏稠的泥状，冷却备用；

2 将切片面包切成四等份（大小可自己控制，1/2 或 1/4 都行），放上切成薄片的黄油片，入烤箱用 160℃ 烤至黄油融化，取出；

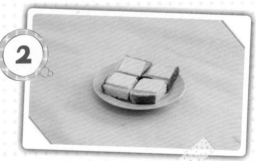

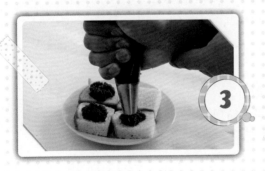

3 在烤制过的面包片上用裱花袋裱上紫薯泥（或均匀地抹上一层紫薯泥），再入烤箱烤 2~3 分钟即可。